AF373428

ESSAI MÉDICAL

SUR LES

EAUX MINÉRALES

DE

HOMBOURG-ÈS-MONTS,

PRÈS FRANCFORT SUR LE MEIN

PAR

J. GARDEY,

DOCTEUR EN MÉDECINE DE LA FACULTÉ DE PARIS, RÉSIDANT A HOMBOURG.

FRANCFORT SUR LE MEIN,

IMPRIMERIE DE C. NAUMANN.

1847.

Ces études sur les eaux minérales de Hombourg-ès-monts sont destinées surtout aux médecins. J'ai réuni les principales indications que me fournissait une assez longue expérience, et comme mon seul but était d'exposer les propriétés thérapeutiques de nos sources minérales, je n'ai considéré les maladies qu'au point de vue de leur traitement.

Parmi les symptômes propres à chaque affection, il en est qui importent surtout à sa description et forment comme autant de caractères spécifiques dans son histoire naturelle; d'autres moins exacts, plus vagues et plus variables, servent à nous diriger dans le choix ou l'usage des médicaments. C'est à ces signes vraiment pratiques que je me suis attaché, laissant de côté les interprétations et les systèmes, pour envisager avec une attention exclusive les éléments de la guérison.

La saine appréciation de ces données demande un esprit plus familiarisé peut-être avec l'art qu'avec la science de la médecine. Les malades ne sont pas des juges compétents, et l'emploi d'un moyen énergique au degré de nos eaux minérales ne saurait sans danger être remis entre leurs mains.

Si ce livre, en montrant avec quelle réserve il convient de se prononcer sur les vertus des sources minérales actives, en rappelant combien de circonstances doivent être prises en considération, détourne quelques personnes de voyages entrepris légèrement et sur de simples ouï-dire, il aura rendu un signalé service.

J'ai joint à l'exposé médical un appendice, où sont consignés sommairement les renseignements utiles aux visiteurs ; et je me suis ainsi conformé à un usage dont il serait fâcheux de se départir. Hombourg offre aux Français des facilités qu'ils ne trouveraient nulle part en Allemagne, leur langue y est comprise, et leurs habitudes y sont adoptées. Aussi, j'ai pu, sans négliger rien d'utile, ne pas entrer dans les développements qu'auraient exigés d'autres établissements de bains.

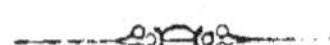

Des Sources et de leur Composition.

Les sources de Hombourg sont au nombre de quatre. J'indiquerai successivement leur composition. Quant à leur mode d'administration et à tous les détails de leur emploi, il en sera traité à propos des maladies ou des états maladifs auxquels elles conviennent.

I. Source Elisabeth.

Suivant l'analyse du professeur Liebig, elle contient par litre:

Chlorure de Sodium . . .	10,30661	Grammes.
Sulfate de Soude	0,04967	"
Chlorure de Magnesium . .	1,01457	"
Chlorure de Chaux . . .	1,01029	"
Carbonate de Chaux . . .	1,43106	"
Carbonate de Magnésie . .	0,26219	"
Carbonate de Fer . . · .	0,06020	"
Silice	0,04112	"
Acide carbonique libre . .	2,81000	"
Total .	16,98571	Grammes.

La température de la source est de $10^{\circ}\,{}^5/_8$ centigr. Son poids spécifique est de 1,011530, à 16° C.

II. Source de l'Empereur. (Kaiserbrunnen.)

L'analyse du professeur Liebig a donné les résultats suivants:

(Pour un Kilogramme d'Eau.)

Chlorure de Sodium . . .	15,23395	Grammes.
Chlorure de Potassium . .	0,03899	„
Chlorure de Magnesium . .	1,02393	„
Chlorure de Calcium . . .	1,73488	„
Sulfate de Chaux	0,02496	„
Carbonate de Chaux . . .	1,44590	„
Carbonate de Fer	0,10499	„
Silice	0,04396	„
Acide carbonique libre . .	3,31478	„
Total . .	22,96634	Grammes.

Sa température est de 11° Centig. Son poids spécifique est (à 18° ½ Cent.) de 1,0155.

III. Source ferrugineuse. (Stahlbrunnen.)

D'après l'analyse du professeur Liebig, elle renferme par Kilogramme d'eau:

Chlorure de Sodium . . .	10,399	Grammes.
Chlorure de Potassium . .	0,023	„
Chlorure de Magnesium . .	0,694	„
Chlorure de Calcium . . .	1,389	„
Sulfate de Chaux	0,099	„
Carbonate de Chaux . . .	0,981	„
Carbonate de Fer	0,122	„
Silice	0,041	„
Acide carbonique libre . .	2,769	„
Total .	16,437	Grammes.

On trouve encore des traces de chlorure de Lithium, de Bromure de Sodium, mais ces substances sont en trop petite quantité pour intéresser les médecins.

La température est de 10° Cent. Son poids spécifique est de 1,01089 (à 14° Cent.)

IV. Source Louis. (Ludwigsbrunnen.)

L'analyse chimique a été faite par MM. Will et Fresenius.

(Dans un Kilogramme d'Eau.)

Chlorure de Sodium . . .	10,9976	Grammes.
Chlorure de Potassium . .	0,2863	„
Chlorure de Magnesium . .	0,7815	„
Chlorure de Calcium . . .	1,2378	„
Sulfate de Chaux	0,0294	„
Carbonate de Chaux . . .	1,2756	„
Carbonate de Magnésie . .	0,0060	„
Carbonate de Fer	0,0508	„
Silice	0,0163	„
Acide carbonique libre . .	2,3994	„
Total .	17,0809	Grammes.

On y trouve aussi des traces de Bromure de Sodium. Sa température est entre 10 et 11° C.

Il est facile de voir par ce simple exposé que les quatre sources ont entre elles de grandes analogies de composition, et que leurs vertus thérapeutiques doivent se ressentir de la conformité des principes constituants. Les chlorures de sodium, de calcium et de magnesium, celui de sodium surtout, en sont les éléments essentiels, et c'est à leur présence qu'il convient de rapporter les véritables effets thérapeutiques.

Si nous comparons les sources de Hombourg à celles des bords du Rhin où prédominent également les sels muriatiques, nous pouvons constater que les eaux de Hombourg sont les plus riches en substances actives. A Wiesbaden, on compte seulement six grammes de chlorure de sodium par kilogramme, à Kreutznach, la proportion est de huit grammes par la même quantité de liquide; elle est à peu près la même à Kissingen.

Le Stahlbrunnen contient en outre la dose très-notable de douze centigrammes de carbonate de fer par kilogramme d'eau, ce qui la classe parmi les sources ferrugineuses sur le même rang que Pyrmont et que Carlsbad.

L'acide carbonique libre est assez abondant pour rendre très-supportable la saveur de l'eau minérale. On se ferait d'ailleurs une fausse idée des propriétés sapides que le gaz communique aux eaux naturelles, si on prenait pour terme de comparaison l'eau de Selters artificielle telle qu'on la fabrique en France. L'eau puisée à la source garde long-temps son goût acidule, le gaz retenu par une combinaison intime, au lieu d'être refoulé artificiellement ne s'échappe pas tout entier au contact de l'air, et ne détermine pas ces picotements insupportables qu'entraîne de toute nécessité un plus brusque dégagement.

Outre les quatre sources dont je viens d'indiquer la composition, il en existait autrefois une cinquième désignée sous le nom de fontaine des bains (Badequelle), exclusivement réservée pour l'usage extérieur. De nouveaux forages entrepris dans le but d'améliorer la source Louis l'ont fait entièrement disparaître.

L'eau des bains est fournie aujourd'hui par les sources Louis et de l'Empereur qui viennent se déverser dans un réservoir commun, où elles sont puisées, pour être transportées chaque jour à l'établissement.

Les bains tels qu'on les administre actuellement grâce aux améliorations considérables introduites dans ce service important contiennent environ douze grammes de chlorure de sodium par kilogramme d'eau minérale; ce qui porte la dose pour un bain de 300 litres à 3,600 grammes, et en fait un médicament dont personne ne contestera l'énergie.

Cependant le sel marin n'est pas le seul principe minéralisateur auquel les bains de Hombourg doivent leur incontestable activité. Aux ressources que nous offraient les eaux minérales, nous joignons celles que nous apporte l'industrie, et l'addition de produits nouveaux accroît singulièrement les vertus de ce moyen déjà si puissant.

On exploite aux environs de Hombourg, à Nauheim, des salines considérables dont les résidus identiques à ceux que laissent les grandes salines de Kreutznach, méritent d'attirer l'attention des médecins, et sont connus dans le pays sous le nom de Mutterlauge ou d'eaux mères. Peut-être ne sera-t-il pas sans intérêt d'indiquer ici le mode d'extraction de ces eaux-mères en même temps que leur composition.

L'eau salée, dont l'usine de Nauheim extrait le sel marin, sort de terre à un degré de concentration peu avancé. Pour obtenir une condensation suffisante, on conduit l'eau, à l'aide de machines, à la partie supérieure de vastes hangards chargés de fascines régulièrement superposées. L'eau salée coule sur ces ramilles, les traverse de haut en bas, et se trouve durant ce trajet exposée à une lente évaporation. Les sels les moins solubles ou ceux que décompose l'acide carbonique de l'atmosphère se précipitent, et l'eau déjà plus chargée de chlorure de sodium est versée dans de vastes réservoirs et transportée dans les chaudières. Là, elle est soumise à une ébullition prolongée; le sel marin cristallisé par le refroidissement est recueilli, et l'eau-mère, où se sont formés les cristaux, constitue la Mutterlauge.

Cette eau d'un jaune plus ou moins foncé, d'une saveur âcre, contient encore une assez grande quantité de chlorure de sodium, mais surtout des chlorures de calcium et des bromures infiniment plus solubles que le sel de cuisine. D'après une analyse due à MM. Mialhe et Figuier, la proportion des sels secs serait de 400 grammes par kilogramme, et on n'y constaterait pas moins de 3,50 G.^{mes} de bromures; le reste serait composé pour la plus grande partie de chlorure de calcium.

C'est ce liquide qui transporté à Hombourg, acheté à bas prix comme un résidu sans autre usage, communique à nos bains les propriétés auxquelles les eaux de Kreutznach ont dû leur réputation. On l'emploie mêlé à l'eau saline en bains généraux, en bains locaux ou même en lotions. La dose, qui diffère suivant les circonstances, varie de 6 à 30 litres par bain, ce qui représente une quantité considérable de principes actifs.

Ces documents succincts sur les sources et les eaux-mères ne renferment que les notions indispensables pour l'intelligence des vertus thérapeutiques; ils étaient le préambule obligé des considérations médicales. Les détails purement historiques qui peuvent intéresser la curiosité des voyageurs, seront dans l'appendice descriptif l'objet d'un chapitre spécial.

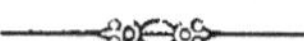

INTRODUCTION.

Considérations générales sur les indications des Eaux. Maladies, états maladifs.

Je ne me dissimule pas, en publiant ces études consciencieuses sur les eaux minérales de Hombourg-ès-monts, l'espèce de défaveur qui s'attache ordinairement à ces écrits. On soupçonne volontiers le médecin résident d'exagérer les mérites du remède qu'il veut faire connaître, soit par une sympathie excessive, soit par des raisons facilement excusables. La lecture des faits et des appréciations qui vont suivre montrera, je l'espère, avec quel soin je me suis mis en garde contre des entraînements plus faciles à vaincre qu'on ne veut bien le dire.

La position du médecin qui exerce dans un pays doté d'eaux minérales est telle que la publicité la plus bienveillante, les documents les plus élogieux ne lui peuvent être favorables, si les faits ne répondent aux assertions.

La plupart des malades, partageant au moins les doutes d'un grand nombre de praticiens, ne se résignent à entreprendre de longs voyages, à subir de lointains déplacements, que sur des renseignements authentiques ou d'après l'avis d'hommes compétents et parfaitements libres dans leurs opinions. Ce serait nuire à leurs yeux à la démonstration que de vouloir prouver au delà de la vérité. De plus, si les malades qui reviennent guéris contribuent par leur exemple à la réputation d'une source minérale, ceux qui, loin d'éprouver du soulagement, ont vu s'aggraver leurs maux, sont beaucoup plus empressés à publier les mauvais effets qu'ils en ont ressentis. Le médecin résident doit donc en même temps qu'il fait appel à ceux qui peuvent trouver la guérison, détourner avec une égale insistance ceux pour les quels le remède serait impuissant ou nuisible.

C'est faute d'une appréciation suffisamment motivée que les préventions dont je parle se sont glissées dans le monde, et ont fini avec le temps par y prendre une sorte de valeur acquise. Les médecins habitués par une longue expérience à juger, à mesurer les vertus thérapeutiques des eaux dont ils dirigent l'emploi, sont mieux en état que tous autres de fournir des renseignements appuyés par de nombreuses observations; leur autorité en matière d'eaux minérales est scientifiquement irrécusable. Quant aux considérations étrangères qui sembleraient de nature à infirmer leurs appréciations, je les crois mal fondées absolument, et en dehors de toute acception de personnes.

Une objection plus grave et non moins répandue est celle qui s'adresse aux eaux minérales elles-mêmes. On les tient trop souvent pour de simples distractions réservées aux convalescents ou à ces demi-malades qui ne veulent du remède qu'à la condition de le trouver facile, agréable, et qui, dans le cas contraire, lui préfèreraient de beaucoup leurs indispositions d'ailleurs douces à supporter. Cette manière de scepticisme médical compte beaucoup de partisans; elle est à la convenance des personnes qui demandent aux agréments d'un beau site, à l'activité d'une société choisie d'occuper leurs loisirs. Il est si rare que la matière médicale nous fournisse des médicaments dont s'accommodent avec plaisir les gens en parfaite santé, qu'on se résigne difficilement à accorder aux eaux cet heureux privilège.

Peut-être les eaux douées de propriétés peu actives, situées dans un beau pays, d'un emploi simple et commode peuvent-elles à la longue réunir le double avantage de plaire et de guérir? il est vrai qu'à Wildbad, par exemple, au milieu de la Forêt noire, on consentira, même sans utilité, à prendre tous les jours, un bain d'eau douce et savonneuse et à se reposer ainsi des longues courses de chaque journée dans une contrée montagneuse. Faudra-t-il en conclure que les eaux de Wildbad n'ont aucune propriété médicale? je ne veux ni le croire ni le dire. Mais quand des sources sont riches en principes minéralisateurs comme celles de Hombourg et d'autres établissements situés au bord du Rhin, quand leur usage prolongé entraîne dans l'économie vivante de fortes et profondes révolutions, quand leurs effets sont accusés par des symptômes évidents, incontestables, on serait mal venu d'arguer contre elles de leurs vertus trop complaisantes.

Je n'ai pas à défendre la cause des sources qui agissent si lentement, que le médecin est seul capable de constater leurs mérites; toutes les raisons qu'on allègue en leur défaveur, tous les arguments à l'aide desquels on les soutient seraient ici de nulle valeur. Puisqu'il faut en général aux malades des démonstrations convaincantes, des résultats manifestes pour solliciter leur foi peu robuste, les eaux de Hombourg n'ont que faire de recommandations prises de loin. Des nombreux visiteurs qui se rendent aujourd'hui à Hombourg, de tous les points de la France, de l'Allemagne, de la Russie, de l'Angleterre, aucun ne se soumet au traitement sans être réellement malade. Les agréments de toute sorte qu'on y rencontre peuvent attirer et retenir les voyageurs indépendamment de l'intérêt médical, ils sont de nature à tempérer les fatigues du traitement, à faire oublier les ennuis de la cure; si c'est là un défaut, il est de ceux dont on doit se réjouir.

Cependant, et si clairement que parlent les faits, il est nécessaire pour bien comprendre l'efficacité de l'eau minérale la plus active, de se placer au juste point de vue, et de faire entrer en compte à leur degré les divers éléments dont se compose la médication. J'ai la ferme intention de ne pas aborder des généralités trop hautes pour être vite applicables, mais ce serait un tort de se renfermer dans l'exposition des cas particuliers.

Les maladies promptes ou lentes auxquelles nous sommes assujettis trouvent en quelque sorte un terrain tout préparé où elles se développent. La même forme d'affections provoquées par les mêmes causes ne parcourt pas ses périodes d'une manière uniforme, quelque soit l'individu qu'elle ait frappé. Il faut donc, d'un côté, se représenter les caractères propres du mal, ceux qui l'accompagnent constamment, et, de l'autre, noter les différences, estimer les changements qui résultent des prédispositions individuelles. C'est une graine dont on ne peut prédire l'évolution, qu'en attribuant au sol sa juste part d'influence sur le développement de la plante.

L'étude de la maladie en elle-même avec ses signes accoutumés, son mode particulier d'accroissement ou de décroissance appartient exclusivement à des chapitres spéciaux; l'étude des constitutions, des tempéraments, des conditions communes à un grand nombre d'hommes qui modifient la marche de la maladie, réclame au même droit des considérations générales. Nous ne croyons pas possible au médecin de traiter l'individu malade sans faire la part de son individualité; nous ne croyons pas davantage que l'exposé d'une médication soit utile, si on n'y fait entrer comme élément essentiel des conditions qui influent essentiellement sur le progrès du mal ou sur la guérison.

Ces réflexions sont surtout vraies quand elles s'appliquent aux maladies de longue durée. Tandis que les affections aigues, vives, violentes dominent notre organisation, avant que nous soyons préparés à leur venue, et s'y installent en souveraines, les maladies lentes à se produire n'enfantent pas de soudaines révolutions. Plus leur invasion demande de temps pour s'accomplir, plus la constitution a d'influence sur leur marche et par suite sur leur curabilité. Il en est sous ce rapport, de notre corps comme de notre esprit; les grandes émotions, les joies ou les douleurs extrêmes se ressemblent partout et toujours, les faibles impressions au contraire, les sentiments de moindre portée se conforment bien davantage au fond même du caractère; nous pouvons sur eux autant qu'ils peuvent sur nous.

Or, aux eaux minérales, les seuls malades qu'on traite avec succès sont ceux que tourmentent ces affections chroniques, insidieuses, capricieuses même aux yeux du médecin qui prétendrait les estimer indépendamment du sujet chez lequel elles se sont produites.

La nécessité, telle que nous la concevons, de ne jamais oublier le malade dans l'histoire de la maladie, nous oblige à suivre jusque dans leurs moindres variations, toutes les prédispositions individuelles. Elle nous conduit en même temps, à reconnaître, à côté des affections précises et classées, des états intermédiaires, sorte de préparation sourde aux troubles mieux définis qui vont se développer. Combien d'hommes, avec cette pénétration particulière aux êtres souffrants, se plaignent du dépérissement graduel de leur santé, alors qu'aucun désordre grave n'est encore apparu? Combien auraient guéri par anticipation, pour ainsi dire, si, au lieu d'attendre patiemment, ils s'étaient appliqués à fermer la route au mal inconnu dont ils sentaient vaguement les premières atteintes.

D'autres, épuisés par de graves lésions qu'ils ont surmontées, ne semblent plus avoir la force de parfaire la guérison. La convalescence leur est plus funeste que la maladie. Leur tempérament profondément modifié ne peut plus, suivant l'expression populaire, reprendre le dessus; ils sont devenus d'autres hommes, et le moindre accident les trouve incapables d'y résister.

Dans ces deux ordres de prédispositions maladives, soit qu'elles succèdent à des affections éteintes, soit qu'elles précèdent des altérations à venir, les sources minérales de Hombourg donnent de merveilleux résultats. Voilà pourquoi j'insiste dès à présent, et je tiens à préciser du mieux qu'il se pourra les circonstances où les eaux salines seront sûrement efficaces.

Toutes les fois qu'un homme, jouissant en apparence de l'intégrité de ses fonctions, ne ressent pas en même temps le bien être qui suit la santé, quand malgré la régularité de sa vie organique, il se trouve plus faible et moins dispos, son inquiétude s'éveille, et il cherche instinctivement d'où peut venir cette insuffisance. A ce moment, il commence à s'étudier, il se déclare, pour ainsi dire, en état d'observation, et pour peu que sa santé s'altère davantage, ou qu'il prolonge quelque temps son étude de lui-même, des faits nouveaux et importants à noter vont se produire.

Ou il parvient, après une recherche attentive, à découvrir l'origine des accidents qui l'inquiétaient, à leur assigner un lieu, un organe, et son esprit en repos sait du moins où doivent porter les efforts, ou, au contraire, les troubles sont si variés, si mobiles que leur raison échappe à son investigation persévérante; alors le malade se préoccupe, son imagination mise en éveil assombrit le tableau, l'indécision devient son tourment le plus pénible, il prend peu à peu son rang parmi ceux que le monde appelle des malades imaginaires. Le médecin plus observateur et plus expérimenté ne doit pas se laisser aller aux préjugés qui circulent. Quelques couleurs qu'ait ajoutées la fantaisie, nous savons que les comédies ainsi commencées se terminent par le drame, *oritur tragaedia*. La plupart des individus, que leur santé attriste à un haut degré, finissent par succomber à des affections chroniques, et on s'apperçoit tardivement qu'ils avaient eu moins tort que ne le supposaient leurs amis.

Dût l'inquiétude morale ne pas porter de tristes fruits, elle est à elle seule une maladie suffisante pour qu'on s'applique à lui chercher du soulagement. La vie n'est alors qu'une série d'incertitudes douloureuses, de précautions sans profit et qui redoublent les craintes au lieu de les calmer. Le corps souffre bientôt, les fonctions s'altèrent, et chaque nouveau désordre apporte une excuse à leur préoccupation.

J'ai vu souvent de ces malades, car je les tiens pour tels; on en rencontre partout, et la réticence n'est pas leur fait. Ils racontent les minutieux détails de leurs indispositions renaissantes et se garderaient bien d'omettre aucune circonstance. Plusieurs sont venus à Hombourg sur mon conseil, d'autres que le hasard y avait conduits m'ont consulté; à tous j'ai prescrit les eaux avec avantage.

Quelles meilleures conditions en effet peuvent se rencontrer pour concourir à la guérison?

Nous avons un double but à atteindre, et deux ordres de moyens, d'autant plus favorables qu'ils sont réunis, se présentent à nous. Il faut à l'esprit qui s'agite et roule incessamment dans un cercle pénible des distractions qui contrebalancent les inquiétudes et finissent par prendre le dessus; il faut au corps en souffrance une médication capable de lui rendre sa vigueur, de ramener l'ordre en rappelant le calme et d'assurer aux organes l'égalité de leurs fonctions. Hombourg est dans une situation exceptionnelle qui permet au médecin d'élever graduellement la mesure de la distraction. On y trouve à côté des joyeuses compagnies dont l'activité fatiguerait ces organisations affaiblies, la solitude, une belle nature, des forêts vertes et montagneuses. S'ils fuient les salles de réunion parce que l'aspect de la santé des autres leur pèse comme un reproche, les malades se plaisent aux promenades moins fréquentées. Ils s'habituent ainsi à rentrer insensiblement dans la vie commune, suivant que leur état s'améliore; ils détendent, pour ainsi dire, leur isolement, le cercle des relations qui leur conviennent s'agrandit; la société les anime sans les fatiguer, et le jour où ils ont pris part au mouvement qu'ils redoutaient jusque là, on est en droit de déclarer la guérison complète.

Voilà comment ces plaisirs dont on a fait tant de fois un sujet de blâme, qu'on a réprouvés au nom de la science et de la santé, sont au contraire un des éléments les plus précieux de la cure. Essayez dans toute autre condition de rassembler les mêmes avantages, ou par amour du sérieux, essayez de vous passer de tels auxiliaires, et vous serez bientôt convaincus de l'inutilité de vos efforts.

Je veux qu'un malade riche, de ceux que je viens d'indiquer, et que tout le monde connait sous le nom d'hypocondriaques, jouisse à la campagne, dans le pays le plus heureusement situé, du calme et du repos. Que les alentours soient
frais, ombragés, pleins de charme, il en éprouvera les bons
effets, il se sentira mieux à l'aise; mais quand son esprit
moins tourmenté aura gagné quelques forces, il faudra, pour
continuer le traitement, que des distractions plus vives succèdent
aux premières. L'énergie du remède, car alors la distraction
est un médicament véritable, devra se proportionner à l'énergie
même du malade et s'accroître avec elle. Si on pense à ce
qu'il faudrait de circonstances adjuvantes, de précautions et
de peines, pour réaliser à demi le problème d'un pareil traitement, on y renoncera et on y renonce en effet.

Les eaux minérales donnent toute prête et sans fatigues
la solution de ces diffficultés. Hombourg, en rassemblant les
attraits les plus divers, les agréments les plus contradictoires,
la société et la solitude, la montagne et la plaine, la ville et
la campagne, Hombourg se prête aux plus capricieuses exigences. Le médecin et le malade qui fait d'ailleurs par instinct
cette médecine, ne sont jamais arrêtés, faute d'une variété
suffisante; il n'y a pas de lassitude, parce qu'il n'y a pas
d'uniformité.

C'est de la sorte que s'expliquent en partie les guérisons
fréquentes dont j'ai été le témoin; loin de récuser les agréments de toute espèce comme autant d'obstacles à la guérison,
je les appelle à seconder le traitement dans une juste mesure.
Or, puisque les effets ont répondu à mes espérances, je ne
sache aucune raison qui m'oblige à le dissimuler.

Cependant nous n'aurions accompli que la moitié de la
tâche en arrachant l'esprit à ses préoccupations. De sem-

blables craintes ne viennent, j'en suis convaincu, qu'à la suite d'un trouble réel de la santé. Sitôt que les accidents se feront sentir de nouveau, ils entraîneront les mêmes conséquences. On résistera d'abord à l'inquiétude, on y cédera plus tard. Le propre de toutes les maladies chroniques n'est-il pas de se reproduire, lorsque reviennent les causes qui les avaient déjà provoquées?

Me voici ramené à l'étude des propriétes thérapeutiques qui appartiennent aux eaux minérales elles-mêmes. C'est là, et ce doit être, le principal médicament, aussi bien pour remédier aux états maladifs dont j'ai parlé, que pour s'opposer aux maladies confirmées. J'y reviens donc, et je ne négligerai aucune des circonstances de leur emploi. Les généralités en médecine ont cela de particulier qu'elles rendent nécessaires les plus minutieuses descriptions, et qu'elles s'appuyent essentiellement sur des détails fort secondaires en apparence.

Les individus qui sans souffrances précises, ne sont pas non plus dans un état de santé satisfaisant, pèchent ou par un défaut d'activité vitale ou par un excès, une surabondance dont ils portent les signes évidents. Ces derniers malades n'ont rien à attendre des eaux de Hombourg. J'en ai vu s'obstiner, malgré de sages conseils, à recourir à nos sources et plusieurs, je l'avoue, ont persisté avec profit. Est-ce aux principes médicamenteux contenus dans les eaux qu'il faut rapporter l'honneur de ces guérisons exceptionnelles? je ne saurais l'admettre. Leur santé s'est améliorée malgré le traitement ou en dehors de son influence, et des conditions accessoires ont fait les premiers frais de la médication. On comprend qu'un homme replet, vigoureux, dont le sang circule sans entraves, dont les fonctions s'accomplissent avec une puissance qui dépasse les limites ordinaires, subisse difficilement les exigences d'une vie sédentaire. Sa position sociale en désaccord avec les nécessités de sa constitution, l'astreint à un régime préjudiciable. Si, par un effort de volonté, il parvient à rompre ses habitudes, s'il s'éloigne de ses occupations, de ses soucis, et qu'il échange une existence mal ordonnée contre le mouvement, la liberté, le grand air, l'exercice et les voyages qui siéraient mieux à son tempérament, il en éprouvera les meilleurs effets. Tel est le cas des malades que j'ai vus à Hombourg exploiter utilement un séjour de quelques mois. Par tout ailleurs ils auraient joui des mêmes avantages, s'ils avaient suivi les mêmes errements.

Les autres auraient vainement compté sur l'habitation de la campagne ou sur un surcroît d'activité physique pour ramener à bien leur constitution débilitée. Plusieurs en avaient fait sans succès la longue expérience, et n'étaient venus à nos sources qu'en désespoir de cause. C'est qu'en effet, toute fatigue modérée est bonne pour dépenser, comme on le dit avec tant de justesse, le surplus de ses forces; toute activité ne suffit pas pour ajouter des forces nouvelles. Le plus souvent les fonctions qui sont en souffrance sont celles dont dépendent toutes les autres. L'exercice, dans les limites sagement prévues n'augmente pas la vigueur des membres, il ne leur fournit pas des éléments nouveaux, et ne fait que régler l'emploi de ceux qui leur sont dévolus. Pour qu'il contribue à vivifier, il faut que les matériaux organiques dont il établit la répartition soient empruntés d'ailleurs. Qui ne sait, pour l'avoir éprouvé, que la fatigue sans réparation suffisante affaiblit promptement, ne ranime jamais.

Chez presque tous les malades dont je viens de parler la digestion est imparfaite; elle s'est pervertie peu-à-peu, par un motif ou par un autre; et à l'époque où ils s'en rendent compte, le mal a souvent fait de grands progrès. Pour réussir dans la cure, on doit s'attaquer à la source même du mal; ce serait du temps perdu que celui qu'on dépenserait à remédier aux accidents qui en dérivent. L'exercice, l'habitation dans un lieu aéré, seuls et sans une médication prise de plus haut, seraient des auxiliaires impuissants auxquels manquerait le corps d'armée.

Qu'on me pardonne de reproduire, sous une autre forme, la fable des membres et de l'estomac. Tout se tient dans l'organisme; mais l'unité n'y est pas telle, que les fonctions soient toutes au même rang. Il est d'observation, et je ne tiens pas à expliquer le fait, que dans ces conditions d'affaiblissement graduel, les eaux de Hombourg réussissent. Prises d'abord à petites doses, augmentées successivement, soutenues d'ailleurs par les observances hygiéniques qui peuvent les seconder, elles manifestent bientôt leurs bons effets. L'augmentation de l'appétit, la promptitude et la facilité de la digestion sont les premiers signes auxquels l'amélioration se fait reconnaître. En même temps, l'habitude du corps est heureusement modifiée; et peut-être n'est-il pas sans intérêt d'opposer au tableau de la maladie en voie d'accroissement celui de son déclin.

Les malades sans maladie auxquels s'appliquent ces considérations sont en général pâles, et plus ou moins languissants; leur peau manque de transparence, leurs yeux sont cernés, leurs traits accusent à première vue la délicatesse acquise de la constitution; la digestion chez eux est lente plutôt que laborieuse, ils manquent d'appétit, et se contentent de peu d'alimentation. Les fonctions qui relèvent de la nutrition s'exécutent à demi, le ventre est paresseux, la langue est souvent chargée, et la bouche manque de cette fraîcheur dont on peut faire un attribut de la santé; l'exercice prolongé les épuise; ils se plaignent volontiers de fatigue, et au moment de leur réveil, ils éprouvent une lassitude presque douloureuse, au lieu du bien-être que doit procurer le repos. L'intelligence garde sa vivacité, si leur indisposition n'est pas assez vive pour attirer leur pensée sur ce seul point. Les choses vont ainsi durant des mois, des années. Plus la faiblesse gagne, moins ils sont capables de résistance, et plus leur état s'aggrave.

Ceux qui sont nés avec ces dispositions et qui appartiennent à la classe des gens naturellement délicats, n'ont pas grandement à redouter l'avenir; ceux chez les quels une constitution meilleure a été remplacée par le tempérament maladif que je viens de décrire, doivent y porter attention. Les révolutions de cette espèce, quelque temps qu'elles mettent à s'accomplir, sont graves. On a beau les excuser en leur donnant des causes légitimes, et en reporter la faute à des chagrins, à des occupations excessives, à un travail prolongé, elles n'en sont pas moins inquiétantes.

Quand ils se décident à recourir à nos sources minérales, voici les indications, ou pour mieux dire, les formules et les chances du traitement.

Je commence par ordonner un verre, seulement chaque matin, de la source la plus facile à supporter, celle de Louis par exemple, où les habitants de nos campagnes vont boire par plaisir, et qu'ils appellent trop complaisamment la fontaine du vin de Champagne. Les organisations ainsi altérées sont susceptibles au delà de ce qu'on pourrait croire. Un médicament sans vertu pour tout autre, devient pour eux presque énergique. Le premier effet qu'ils ressentent, c'est ordinairement de légères douleurs intestinales, des coliques sans évacuations. Il convient de porter avec précaution les doses jusqu'à ce point, par un motif que les médecins expérimentés seront seuls à ne pas trouver futile. Ces malades en effet ont la plupart une certaine défiance qui se porte sur les prescriptions médicales, aussi bien que sur les choses qui devraient les intéresser à d'autres titres. Une médication dont les effets ne seraient pas accusés par des signes incontestables leur semblerait un leurre; ils s'y soumettraient avec la plus fâcheuse indifférence. Pourquoi se refuser à les convaincre, et se créer volontairement un obstacle de plus.

Cependant l'appétit s'éveille, une nourriture substantielle vient l'exciter davantage; ils ont cessé de craindre les aliments riches en principes nutritifs du jour où ils ont été persuadés que l'eau minérale hâtait ou facilitait la digestion. Les promenades, les courses à cheval ou en voiture entrent alors pour une grande part dans le traitement; nous les conseillons comme les meilleurs moyens de répartir dans l'économie les matériaux qu'apporte une alimentation plus abondante.

Tel est le premier stade de la cure, et sa durée est d'un mois environ, autant qu'il est permis de lui assigner des limites. En s'en tenant là, on n'obtiendrait qu'une amélioration insuffisante; on aurait pallié le mal, on ne l'aurait pas guéri.

Dès que la constitution ainsi amendée semble bien établie, il faut sur cette première assise en élever une seconde. La santé n'est que relative. Celle qui suffirait à un homme toujours bien portant ne nous permettrait pas ici de réparer les pertes et d'acquitter en quelque sorte les dettes contractées envers la maladie. J'augmente assez brusquement les doses, et je les porte de premier saut au point d'obtenir une légère purgation. De plus longues promenades sont exigées, et au besoin, j'assigne un exercice obligatoire. Sous la double influence de la fatigue et du remède, il est rare qu'on n'arrive pas à provoquer une surexcitation de tous les organes que des bains stimulants aideront, s'il est nécessaire. Le malade mange plus, il mange trop; mais il rétablit l'équilibre par l'excès des sécrétions intestinales, comme par le surcroît de dépense de forces qui lui est imposé. Au lieu de lui indiquer pour but de ses excursions, les allées couvertes de la forêt, je tiens à ce qu'il courre la plaine, exposé à un air vif, au vent, au soleil. Les moyens accessoires finissent, quand ils sont nombreux et employés énergiquement par devenir un moyen principal.

Le plus souvent, si ce n'est toujours, nous arrivons ainsi à une guérison confirmée, pourvu que le malade y mette une scrupuleuse exactitude et une infatigable persévérance.

Je considère ces résultats comme très-avantageux et comme dignes d'attention. La nature à elle seule, et le temps que Sydenham tenait pour le roi des médecins, n'auraient apporté aucun soulagement; la preuve en est dans le dépérissement continu de la santé dont nous avons arrêté la marche. De graves altérations sont prévenues, des maladies peut-être irrémédiables sont détournées à l'aide des plus simples procédés. Dût-on supposer que nos prévisions exagéraient le danger, l'affaiblissement général auquel nous avons porté remède était lui-même assez pénible à subir, pour qu'on se félicite d'en avoir triomphé.

Hors de nos établissements il serait presque impossible de suivre avec fruit une semblable médecine. J'ai vu plus d'un malade hésiter à venir à Hombourg, parce qu'il avait retiré peu d'avantages des eaux salines muriatiques transportées à l'étranger. Plus les quantités d'eau bue à la source doivent être restreintes, moins on peut se dispenser de la résidence aux établissements de bains. Cette opinion semble toucher au paradoxe; elle est cependant facile à démontrer, dans le cas même qui nous occupe.

Lorsque le médecin juge prudent de recourir à des doses très-modérées, c'est qu'il craint d'opérer une révolution trop prompte. L'eau de Sedlitz purge à Paris comme en Allemagne, elle est partout également efficace, parce qu'on s'en promet partout une action purement locale. En est-il de même des eaux qui données avec précaution doivent modifier lentement l'économie? Moins on veut précipiter leurs effets, moins on leur demande de vives perturbations, et plus il est indispensable que toutes les conditions se réunissent pour aider leur efficacité. Les grands incendies bravent tous les obstacles, les feux qui ne consument guères et s'allument doucement sont éteints au moindre souffle; de même les médications douces et lentes sont mises à néant par le plus léger écart de régime, par le défaut d'hygiène ou par des accidents qu'on ne saurait ni prévoir ni éviter dans l'usage de la vie.

Aux eaux minérales au contraire rien n'entrave le traitement. Vous avez quitté pour vous guérir, patrie, affaires urgentes, famille et préoccupations, rien ne vous sollicite que le soin de votre santé. L'inscription qu'un savant de je ne sais quelle époque avait tracée à Wiesbaden, sur la maison des bains: curae vacuus hunc adeas locum, est une recommandation inutile. On n'a plus de soucis dans cet exil volontaire, on y jouit d'un loisir forcé. Qu'arrive-t-il de là? c'est que le médecin obtient sans grande peine une docilité impossible partout ailleurs, les raisons manquent, et les prétextes feraient défaut à qui voudrait lui résister.

Considérez une position si exceptionnelle et celle où sont maintenus enchaînés par tant de liens les habitants des villes. et vous verrez s'il est logique de comparer l'une à l'autre.

Voilà des hommes qu'une souffrance précise n'a pas encore frappés, des femmes qui ressentent les vagues atteintes des transformations auxquelles la nature les a soumises, c'est à peine s'ils osent se plaindre ; à coup sûr ils ne consentiraient pas à rompre au milieu de leurs habitudes les mille obligations qu'impose la société. Ce qui semble naturel hors de chez soi paraîtrait un luxe ridicule de précautions à celui qu'on voudrait y astreindre dans sa maison. Trouve-t-on bien des gens prêts à boire chaque matin plusieurs verres d'une eau désagréable ? En supposant que le médecin parvînt à l'imposer, personne ne se résignera à laisser entre chaque verre un quart d'heure d'intervalle, à entreprendre au lever du jour une promenade régulière, indispensable, à quitter tout pour les éventualités d'une amélioration qu'ajournera, le lendemain, la moindre infraction à la règle.

Les malades alités sont obligés de par la fièvre, à se départir de leurs accoutumances ; ils sont exacts et scrupuleux ; mieux vaut encore conseiller aux autres l'habitation près d'une source minérale que leur souhaiter la fièvre, pour les assujettir à l'observation des prescriptions médicales.

Ce qui est vrai à propos des états maladifs l'est également quand il s'agit des convalescences lentes à s'établir. Cependant quelques indications nouvelles méritent ici un court examen.

Tandis que les constitutions dont nous venons de parler s'étaient dépravées sans secousses, celles dont nous nous occupons à présent ont été altérées par les perturbations plus violentes que déterminent des affections aigues. La maladie, même après sa disparition, a si bien laissé son empreinte, elle a jeté un tel trouble, que le tempérament du convalescent est passé d'un extrême à l'autre ; d'obèse, il est devenu maigre et pâle; de sanguin, il est devenu nerveux; son caractère a suivi les mêmes transformations. De tels faits ne sont pas rares, et forment la règle et non l'exception. Si après un court espace de temps, les choses reviennent à mieux, si le corps reprend peu-à-peu ses anciennes allures, la nature se charge de parfaire la guérison; elle met un terme à la convalescence, comme elle en avait mis un à la maladie.

Mais, d'autres fois, cet état tout anormal se prolonge; la tête reste faible, les fonctions ne se font qu'à demi, la moindre imprudence donne lieu à des accidents légers il est vrai mais inquiétants par leur fréquence. Il est, dit-on, très lent à se remettre, sa maladie l'a tellement changé, qu'on ne le reconnait plus; il a besoin de ménagements, et comme la situation présente est heureuse au regard des dangers menaçants qu'on a traversés, on laisse ainsi durer les restes du mal, jusqu'à ce qu'ils soient devenus eux-mêmes un mal inquiétant. Qui n'a vu, après l'invasion du choléra, de pauvres gens incapables de ressaisir leurs forces perdues, traîner durant des années leur triste convalescence? Quel médecin ne se rappelle de nombreux exemples où des affections graves et violentes avaient laissé à leur suite un tel épuisement, que le malade succombait à la longue, et, qu'on me passe le mot, il mourait vraiment guéri.

Dans les cas de cette espèce, les eaux de Hombourg remplissent une des indications les plus difficiles; elles sont toniques, sans être excitantes. Leur usage même prolongé, s'il n'a pas d'avantage, n'entraîne aucun inconvénient. La plupart des remèdes fortifiants rentrent dans la classe de ceux que les anciens appelaient des médicaments chauds; ils agissent vite, et leurs effets se manifestent par des signes incontestables. Chaque dose produit une secousse qui dure peu, et quand cette excitation passagère s'est évanouie, il faut la renouveler pour obtenir une action continue. Aussi, le remède pris en grande quantité, dépasse-t-il vite le but; au lieu d'un surcroît modéré d'activité, il amène la fièvre, et la fièvre pour un convalescent, c'est un pas vers la rechute. Les eaux salines muriatiques, aidées d'ailleurs de toutes ces précautions qui composent aujourd'hui le code uniforme des établissements de bains, opèrent plus lentement, et par suite avec plus de sûreté. Il est loisible au médecin d'augmenter sensiblement les doses, sans qu'il ait rien à redouter. Dût le malade outrepasser les ordonnances, l'eau minérale se fait justice à elle-même, elle devient purgative, et le surplus que ne pouvait supporter l'économie est rejeté au bout de quelques heures.

Les bains plus ou moins fréquents, plus ou moins chargés de sels, sont dans ces cas un puissant auxiliaire. Presque jamais ils ne composent pour moi la somme du traitement. Nous donnons à Hombourg de véritables bains de mer, où l'abondance des principes minéralisateurs se règle et se modère à notre gré. L'étendue, la possibilité de se livrer à un exercice forcé manquent dans nos établissements. Peut-être ce défaut est-il compensé par d'autres mérites; peut-être aussi les circonstances où nos eaux doivent être conseillées ne sont elles pas exactement celles où les bains de mer réussissent.

Il faut pour supporter l'habitation sur une rive maritime, pour éprouver sans danger les effets d'une médication toujours violente, alors même qu'elle est réduite aux proportions les plus restreintes, une vigueur que n'exige pas l'usage de nos eaux minérales. Nous disposons de moyens qui varient suivant les exigences, ici le médecin est maître de son remède; à la mer, il est contraint de subir jusqu'aux caprices de cet élément dont les médecins, comme les poètes pourraient dire la perfidie. Les organisations robustes sont seules en état de supporter un traitement dont la plus douce et la plus facile prescription consiste dans une perturbation vive. L'imposer à des convalescents affaiblis, à des gens débilités, ce serait courir au moins des risques, ce serait souvent provoquer de déplorables récidives. Les bains d'ailleurs ne sont que des ressources secondaires contre les états maladifs dont il est question; j'attache beaucoup plus d'importance à l'eau prise en boisson, et je crois être d'accord avec l'expérience de tous les médecins.

J'ai essayé d'indiquer dans quelles circonstances convenaient les eaux bues à la source, et pourquoi il était nécessaire d'exiger des malades un séjour suffisamment prolongé. Il est cependant des conditions de santé, qui, se rapprochant de celles que nous avons énumérées, réclament le même traitement, mais ne demandent pas un déplacement du même genre.

Les enfants en bas âge, à l'époque où ils sont encore allaités, sont sujets à des maladies qui tournent facilement à la forme chronique, ou du moins se répètent, se renouvellent aux moindres occasions et finissent par laisser des traces profondes de leur passage. La diarrhée les fatigue surtout et les épuise, soit que par un préjugé vulgaire, les parents aient voulu la respecter, soit que les remèdes en apaisant les accidents n'aient pas détruit la prédisposition. Chez ces petits malades, on ne saurait trop se hâter de parer au mal. Les enfants sont déjà soumis à tant de causes de troubles, la dentition, le sevrage peuvent entraîner tant d'accidents, qu'une raison de plus de souffrance n'est pas indifférente. J'ai peu d'observations à invoquer; mais je ne doute pas d'après les expériences que j'en ai faites, d'après les heureuses tentatives de M. le professeur Trousseau, que les eaux minérales ne rendent alors les mêmes services qu'aux adultes. On sent que la présence à Hombourg n'aurait pour les jeunes enfants que des avantages fort douteux; les fatigues de la route leur seraient d'ailleurs difficiles à supporter. Quelques cuillerées, un demi-verre d'eau de la source Elisabeth suffisent à l'indication; les enfants à la mamelle s'y soumettent sans répugnance, et sont loin d'avoir pour les saveurs toute la délicatesse que nous leur supposons. Peut-être l'emploi des eaux salines muriatiques serait-il doublement profitable, si dans ces cas, au lieu de les ordonner à l'enfant, on les conseillait à la mère? Je n'oserais le nier, j'oserais encore moins l'affirmer. Il est à regretter, disons-le, qu'on ne fasse pas plus souvent intervenir les eaux minérales dans le traitement des maladies de la première et de la seconde enfance; on en obtiendrait, sans aucun doute, les meilleurs résultats. Elles serviraient à rendre aux organisations frêles et molles l'énergie dont on a surtout besoin pendant les premières années de la vie, et combattraient par avance plus d'une disposition maladive. Le malheureux parti pris de regarder l'usage des sources les plus actives autant comme un délassement que comme une médication a eu plus d'autorité que les succès le mieux démontrés. On consentait à soustraire pour quelques mois les femmes du monde à leur écrasante oisiveté, à arracher les gens d'affaires à leurs pénibles occupations; on ne pouvait voir la même nécessité dès qu'il s'agissait de jeunes garçons ou de jeunes filles soustraits par leur âge à ces influences. J'ai déjà exposé avec assez de détails pour n'y pas revenir, tout ce qu'il y a d'erroné dans un semblable préjugé; appliqué aux enfants, il n'a rien perdu de sa fausseté ou de ses inconvénients. La vie qu'on impose aux enfants, et surtout à ceux des familles riches, n'est pas plus en harmonie avec les exigences de la santé à cet âge que celle des parents. Les nécessités sociales réagissent sur eux au même degré et souvent leur sont encore plus contraires. Il en résulte, quoique sous d'autres formes, des troubles également lents dans leur marche et redoutables par leur persistance. Ajoutez à cela la fatigue inséparable d'une croissance rapide, la révolution de l'âge pubère, le travail mal ordonné des pensions et des collèges, et vous verrez bien des causes se réunir pour amener l'affaiblissement général au quel s'appliquent les considérations qui précèdent.

Je me suis arrêté longuement sur les états maladifs qu'on ne saurait encore appeler des maladies. Leur fréquence et l'incontestable utilité des sources de Hombourg m'en fesaient un devoir. Je n'avais pas d'ailleurs à craindre de revenir sur l'exposé que d'autres en auraient déjà fait. Quelque générales qu'elles soient, les indications précédentes touchent de près à la pratique; il est peut-être dans les grandes villes, peu de familles où on ne trouve l'occasion de les appliquer. Je ne doute pas de l'efficacité des eaux de Hombourg, pourvu que leur action soit secondée par les circonstances accessoires et qu'elles soient convenablement employées. J'ai moins insisté sur les convalescences laborieuses, parce qu'à l'occasion de chaque affection étudiée isolément, il conviendra de traiter des suites de la maladie et des moyens thérapeutiques propres à combattre les désordres particuliers qui reculent trop souvent une heureuse terminaison.

De l'action physiologique des Eaux bues
à la source.

Par action physiologique, on entend en médecine celle qui résulte d'un médicament, quelque soit l'individu qui s'y soumette. Les effets que ressent un homme dont aucune altération appréciable n'a troublé la santé sont purement physiologiques et doivent être séparés de ceux qui se produisent alors que la maladie a modifié la constitution. Le mot, j'en conviens, est malheureusement choisi; mais il est adopté par tous les médecins. et il y aurait désavantage à le remplacer par tout autre.

Les eaux minérales, comme toutes les substances que nous fournit la matière médicale, doivent être étudiées sous ce double rapport. Les propriétés dont elles jouissent sont souvent assez difficiles à définir avec exactitude, pour qu'il ne faille négliger aucun des enseignements que nous fournit l'observation. Je décrirai donc rapidement les effets que détermine l'eau de nos sources sur les individus bien portants, et j'indiquerai ensuite les conclusions qu'il est permis de tirer de ces premières expériences pour leur emploi thérapeutique.

Si l'on boit à la source l'eau saline muriatique, on s'aperçoit qu'elle n'agit pas d'une manière uniforme en toute occasion; on n'éprouve pas le lendemain ce qu'on avait éprouvé la veille, et les différences tiennent ou au mode d'administration ou aux doses ou à la disposition particulière du sujet. Examinons successivement les résultats obtenus dans les diverses conditions qui se présentent le plus communément.

Il est d'usage à Hombourg, comme à tous les bains, de boire le matin sitôt après son lever, d'aller à pied, si le temps le permet, à la source, de se promener après avoir bu et de ne reprendre un verre d'eau minérale qu'après un temps suffisant pour que le premier ne fatigue plus l'estomac. Qu'arrive-t-il, si un sujet en bonne santé se soumet à la cure, en ne négligeant aucune des précautions qu'observent les malades?

Le premier verre d'eau est désagréable à boire, sa saveur est salée, légèrement amère, et la présence du gaz acide carbonique semble seule empêcher qu'elle ne devienne nauséabonde. Aucune sensation particulière ne suit l'ingestion du liquide, un verre d'eau naturelle ne serait pas plus inoffensif. En continuant pendant quelques jours à cette dose plus que modérée, on constate que les garde-robes sont devenues plus liquides, qu'elles suivent d'assez près la promenade du matin et reviennent avec régularité quelques heures après avoir bu l'eau minérale. Certaines personnes, même en s'observant soigneusement, ne reconnaissent pas de changement dans leur manière d'être, et demeurent réfractaires à de si petites quantités.

Au lieu d'un verre, en prend-on deux ou trois, les effets sont mieux accusés. Le second détermine de très-légères coliques dissipées par un exercice suffisant. Plus on laisse d'intervalle, plus on met de lenteur à boire, plus on prolonge la promenade, et moins on ressent l'influence du médicament.

Ainsi le premier symptôme par lequel l'eau saline muriatique révèle son activité consiste dans une sécrétion plus abondante des intestins et par suite dans une moindre consistance des matières évacuées. Avec une suffisante attention, on peut ne pas dépasser cette limite, il suffit de persévérer dans l'observance des règles qu'on indique partout.

Lorsqu'au lieu de procéder comme je viens de le dire, on boit, coup sur coup, deux ou trois verres à la source, on ressent d'ordinaire une pesanteur d'estomac comparable à celle qui résulte d'une digestion laborieuse. Bientôt après des coliques courtes et vives se déclarent, et une ou deux selles diarrhéiques mettent fin aux douleurs intestinales. Il en est de même si l'on boit l'eau peu de temps après le repas, ou si la veille, on avait fait quelque excès de nourriture. Ces résultats ne diffèrent, comme on le voit, que par le degré; ils sont de même nature. Chez certains individus, sans que nous en devinions les causes, la purgation est prompte; chez d'autres elle tarde plus long-temps; il faut aux uns une quantité double ou triple de celle qui suffirait à d'autres.

Il est enfin certaines constitutions, particulièrement rebelles à l'action purgative des eaux de Hombourg, qui résistent à des quantités considérables du médicament, ou s'y accoutument avec une telle facilité, que la purgation, d'abord obtenue, ne se répète plus par la suite, à moins d'être secondée au moyen de substances adjuvantes ou de notables changements apportés au mode d'administration. On peut même dire que tout homme en bonne santé est à quelque degré dans cette condition; et celui qui voudrait assimiler l'eau de nos sources à celles de Sedlitz ou de Pullna, sous le rapport des évacuations alvines, serait dans une complète erreur.

A ne juger que des symptômes qui suivent immédiatement l'ingestion de l'eau minérale, ses effets se réduisent à un relâchement modéré ou sont insensibles. S'il est permis aux gens du monde de caractériser ainsi une médication par les résultats les plus évidents, il ne l'est pas au médecin de se contenter de semblables aperçus. Quelque soit le remède dont on fait usage, il ne révèle son activité que par la succession des phénomènes qui lui doivent naissance, et les faits les plus aisés à constater peuvent être accidentels et secondaires.

Lorsque l'eau saline muriatique n'a pas sollicité d'excrétions particulières, elle n'en a pas moins modifié l'organisme.

Au bout de plusieurs jours ou même de quelques semaines, la digestion s'exécute plus rapidement, l'appétit s'est accru dans une mesure toujours appréciable, le sang circule avec activité, les forces sont augmentées, la santé est devenue plus florissante. Cette amélioration chez un individu déjà bien portant arriverait à la longue à un excès dangereux, et entraînerait les inconvénients attachés aux tempéraments pléthoriques. C'est d'abord une excitation inaccoutumée, un besoin de mouvement, une absence de sommeil, une agitation durant la nuit qui n'est que la traduction mieux appréciable de celle qu'on éprouvait pendant la journée. Plus tard, en persistant malgré ces avertissements utiles, le sang se porte à la tête, il y a menace de congestion cérébrale.

Si l'on met en regard des états que je viens de décrire ceux que détermine une purgation suffisamment prolongée, on comprend combien ces deux modes d'action sont différents l'un de l'autre. La fréquence plus grande des évacuations augmente aussi le désir des aliments et facilite la digestion; mais, en hâtant le parcours des matières alimentaires, elle diminue la quantité assimilée pendant leur trajet. Le sang se porte vers les organes intestinaux afin de fournir les éléments des sécrétions exagérées, la tête est libre, l'esprit est facile, et l'embonpoint s'efface graduellement malgré la conservation entière de la santé. Les hommes robustes continueraient ainsi impunément, peut-être avec avantage, ce traitement superflu; les individus délicats ne les poursuivraient pas sans inconvénient. Il se pourrait en effet que la vertu purgative dépassât ses justes limites, et devînt ainsi une occasion d'affaiblissement.

La théorie le donne à craindre, l'expérience ne confirme pas ces craintes fondées en apparence; les eaux de Hombourg purgent en effet; mais non pas à la façon de tous les laxatifs salins.

Nous avons vu combien leur force tonique était vive, alors que rien ne venait la contredire, et qu'elle se montrait dans son intégrité; bien qu'elle soit amoindrie par la répétition des garde-robes diarrhéiques, elle ne persiste pas moins à un certain degré. La fatigue qui suivrait bientôt l'abus des sels d'Epsom ou de Sedlitz est loin d'être aussi prononcée. L'eau minérale tient pour ainsi dire le milieu entre les deux ordres de moyens que les thérapeutistes ont désignés sous le nom de purgatifs froids et de purgatifs chauds. J'admets donc la juste distinction établie par MM. Trousseau et Lasègue entre la cure purgative (*cura per catharsin*), et la cure non purgative (*cura sine catharsi*). Les faits observés en dehors de toute maladie capable de modifier les résultats sont en faveur de cette opinion, et c'est peut-être faute de l'avoir posée catégoriquement, que de si grandes obscurités ont été signalées trop long-temps dans l'étude des propriétés thérapeutiques de nos sources minérales.

Par cette seule disjonction, des phénomènes, qu'on aurait été tenté de renier comme contradictoires, trouvent leur légitime explication. Je ne citerai qu'un cas particulier, parce qu'il résume les autres sous une forme saisissante. Deux individus viennent à Hombourg, attirés par des raisons qui ne sont pas du ressort de la médecine; l'un était replet, obèse, l'autre maigre et de ce tempérament qu'on désigne assez heureusement sous le nom de constitution sèche. Aucun d'ailleurs n'avait de maladie ou même d'indisposition dont il se plaignît. Tous deux, pour occuper les loisirs du matin, fréquentèrent nos sources et me demandèrent un conseil, dans la pensée que mal pouvait advenir de cette fantaisie. A l'un, je prescrivis la cure largement purgative; pour l'autre je dirigeai le médicament de manière à éviter jusqu'aux apparences de relâchement intestinal. C'était un essai dont je n'osais prédire la réussite, mais dont je leur fis entrevoir les chances favorables. La singularité de la tentative plut aux deux buveurs, et les rendit souples à mes avis qu'ils exécutèrent à la lettre. Bien leur en prit, car, par une sorte de transmutation, l'un engraissa à mesure que l'autre maigrissait, quoiqu'ils fissent usage de la même source. Les effets avaient été trop frappants, pour qu'il fût possible de les attribuer à une coïncidence fortuite. D'autres observations sont venues depuis lever tous mes doutes.

Voilà donc un médicament qui se contredit lui-même, qui se fait à la fois négation et affirmation. Si la chose était plus rare en thérapeutique, elle vaudrait la peine d'être longuement exposée. Mais combien de substances sont dans le même cas? Tous les purgatifs chauds, l'aloès, la rhubarbe etc., ne sont-ils pas administrés à titre de toniques puissants, à la condition de restreindre leurs doses à de faibles proportions? Le chlorure de sodium se comporte alors pareillement, que ce soit grâce à la diminution des quantités prescrites ou grâce au mode d'administration.

Si, après avoir constaté l'action physiologique des eaux salines muriatiques, on veut apprécier leur valeur curative, on doit tirer profit des observations dont je viens de présenter le rapide aperçu. L'examen des applications spéciales appartient à l'étude des diverses maladies; je ne ferai que mentionner ici les conséquences les plus générales qu'il est permis d'en tirer dès à présent.

En ne voyant, comme on y est trop souvent disposé, dans les eaux minérales de Hombourg qu'un succédané des eaux exclusivement purgatives, on se prive d'une de leurs principales ressources; en les assimilant aux autres médicaments toniques, on méconnait les propriétés qui répondent à certaines indications. Peut-être, parmi les substances que nous offre la matière médicale, n'en est-il pas dont les effets soient moins connus que celles dont l'analyse a démontré la présence dans les sources minérales. Des expériences en très-petit nombre ont été faites hors des établissements, et celles qu'ont entreprises les médecins spéciaux sont réputées au moins suspectes. Le principe minéralisateur qui communique aux eaux de Hombourg ses vertus, le chlorure de sodium, n'a jamais été expérimenté dans une suffisante mesure, pour conduire à des conclusions certaines. Qu'arrive-t-il de là? c'est que, faute de mieux, on classe les eaux salines muriatiques au nombre des moyens vagues dont les effets sont incertains, variables, indéterminables, et l'on fait ainsi porter au médicament la peine de son ignorance.

Le médecin qui se posera au double point de vue où je me suis placé moi-même, aura une juste idée des résultats sur les quels il est en droit de compter. Il devra en même temps reconnaître, d'après ce que nous observons sur les individus sains, combien les conditions accessoires de régime, d'administration, de doses ont d'influence, puisqu'elles peuvent faire passer les mêmes eaux de l'une à l'autre catégorie. Les eaux de la source Elisabeth, transportées à Paris, n'ont rien perdu ni gagné quant à leurs principes constituants; et cependant, on les a vues, à l'hôpital Necker, purger sensiblement à la dose d'un verre chaque jour. Pourquoi n'observons-nous pas à Hombourg une action si prompte? c'est qu'au lieu d'être tenus au lit, renfermés dans un hôpital, nos malades sont astreints à l'exercice, à des promenades au grand air.

Il est d'ailleurs facile de provoquer chez la même personne la purgation, de la maintenir au degré voulu, ou de la suspendre; il suffit, suivant ce qu'on veut obtenir, de constituer une habitude ou de rompre celle qui se serait établie.

Tel buveur qui prenait impunément trois verres d'eau à son heure accoutumée, le matin, avant le repas, est purgé plus ou moins vivement, s'il ne vient à la source que dans l'après-dinée. Tel autre chez lequel la diarrhée se déclarait au commencement de la cure, l'arrête en persistant, et surtout en se faisant une règle de la plus sévère exactitude dans l'observance des mêmes heures. J'en ai vu qui arrivaient, en diminuant la dose, au même résultat que d'autres en l'augmentant.

Ces détails où je suis entré ne sembleront oiseux à aucun médecin; je les juge si nécessaires, que je m'étendrai avec la même insistance sur les effets physiologiques de nos eaux minérales prises en bains.

De l'action physiologique des eaux prises en bains.

L'eau de Hombourg a été jusqu'à présent peu employée sous forme de bains. Les établissements particuliers incomplets ou insuffisants ne permettaient pas au médecin de faire des bains une médication principale; et quoique je les aie prescrits plus peut-être qu'on ne l'avait fait avant moi, je suis loin d'en avoir tiré tous les services qu'il est juste d'en attendre. Aujourd'hui, les difficultés qui m'avaient arrêté ont disparu. Un établissement disposé suivant les meilleures indications est ouvert aux malades; le nombre des baignoires, les appareils pour les douches, les aménagements intérieurs ne laissent rien à désirer; et je ne doute pas que le traitement n'y trouve des ressources précieuses. En attendant, que l'expérience faite sur de grandes proportions ait apporté des faits, et même ouvert des voies nouvelles, j'indiquerai ce que j'ai vu.

Les bains que nous ordonnons à Hombourg sont de deux sortes; ils sont composés par l'eau des différentes sources réunies dans un réservoir commun, et sans addition d'aucune autre substance active, ou, au contraire, on ajoute à l'eau minérale le produit connu dans le pays sous le nom de **Mutterlauge**, et dont j'ai parlé suffisamment pour n'y pas revenir. Ces deux espèces de bains jouissent de propriétés particulières qu'il importe de ne pas confondre dans une même description. J'en traiterai donc séparément.

Le bain simple ou ordinaire, celui où n'entrent pas les résidus des salines, n'est pas d'un usage agréable. On ne peut le comparer sous ce rapport à ceux d'Ems ou de Schlangenbad dont les eaux douces et légèrement savonneuses seraient employées avec plaisir comme moyens hygiéniques, quand bien même aucune nécessité médicale n'en exigerait l'emploi. L'eau saline muriatique donne à la peau une sorte de rudesse à laquelle il faut s'habituer; elle produit, quelle que soit sa température, une sensation analogue à celle qu'on éprouve en se plongeant dans une rivière froide, ou en se baignant dans l'eau même bien chauffée que fournissent les puits de Paris.

Cette première impression une fois surmontée, on n'éprouve pas de modification notable pendant la durée du bain. Peut-être la résolution des membres est-elle moindre; peut-être se sent-on moins disposé à la somnolence, mais tant de causes font ici varier les résultats, qu'il faut s'imposer dans leur appréciation une grande réserve. Nous avons en effet à déterminer une action complexe, celle du principe minéralisateur, celle du bain en lui-même quelle que soit l'eau dont on se serve.

La température joue certainement le principal rôle et contribue plus que la composition de l'eau aux phénomènes qui se manifestent immédiatement; il n'en est plus ainsi pour les effets ultérieurs dont l'étude importe davantage au médecin.

Au bout d'un temps variable, suivant les sujets, la peau devient le siège d'une éruption légère; on voit survenir des rougeurs, de petites élevures, des papules disséminées analogues à celles du prurigo et accompagnées de démangeaisons; plus tard, de petites vésicules apparaissent et accomplissent, sans autres dommages, leur évolution accoutumée. D'autrefois, les éléments constituants de la peau sont atteints plus profondément, et les éruptions dont nous venons de parler sont remplacées par des *Clous*, par des furoncles en plus ou moins grand nombre. Tels sont les phénomènes physiologiques extrêmes que détermine l'usage prolongé des bains, et qui ne se produisent que dans des circonstances vraiment exceptionnelles. Ordinairement, tout se réduit à quelques démangeaisons sans cause appréciable et que développe de préférence la chaleur du lit. Il est d'ailleurs difficile de définir avec exactitude les effets physiologiques locaux aux quels les bains donnent naissance. Rarement on emploie les bains seuls à Hombourg; peut-être même n'ont-ils jamais été regardés comme la base du traitement; comment distinguer alors ce qui vient d'eux et ce qui résulte de l'eau bue à la source? J'ai eu plusieurs malades qui ne s'étant jamais baignés, se sont plaints de démangeaisons assez vives, sans que je les interrogeasse à ce sujet; d'autres n'ont rien accusé de semblable malgré mes questions.

On n'éprouverait pas moins de peine à caractériser les modifications qui peuvent survenir dans les fonctions cutanées chez les individus bien portants. Les sueurs ne sont en général ni plus abondantes ni moins fréquentes, et c'est déjà un fait de quelque importance, lorsqu'on se rappelle combien elles sont augmentées par l'usage continu des eaux d'Ems. Les personnes sujettes à des transpirations partielles qui fournissent une des meilleures sources d'expériences conservent leur disposition naturelle. Sauf les affections éruptives que j'ai signalées, les bains ne donnent lieu à aucun phénomène appréciable et, sous ce rapport, ils ressemblent aux bains médicamenteux qu'on prescrit dans les autres établissements. Est-ce à dire que leur action curative est nulle ou de peu d'efficacité? Les malades affligés d'affections cutanées chroniques, sans réaction prononcée, à marche lente et rebelle, en ont trop souvent éprouvé du soulagement, pour qu'on puisse douter de leur valeur thérapeutique. La maladie rend sensibles les effets que nous avions peine à reconnaître dans l'état de santé, et l'observation montre alors combien nos eaux sont excitantes, combien elles sont capables de changer la forme des éruptions et de leur imprimer une activité qu'elles n'avaient pas eue jusque là.

L'addition des eaux-mères augmente à un notable degré et proportionnellement aux doses qu'on ajoute les réactions du bain d'eaux salines muriatiques. Ce n'est pas sans danger qu'on se soumettrait à ce médicament très-énergique, lorsque la constitution n'en exige pas l'emploi. Autant il convient aux gens délicats et lymphatiques, autant il serait nuisible aux hommes disposés à la pléthore. La température de l'eau n'est pas d'ailleurs dépourvue d'influence sur les effets locaux et généraux du bain. J'ai eu souvent l'occasion de constater que l'abaissement graduel de la température me permettait d'accroître la quantité d'eaux-mères sans provoquer d'éruptions à la peau. La fréquence des bains est également une condition favorable aux exanthèmes cutanés; il suffit de les suspendre, pour prévenir tout accident. Ce fait, observé déjà par tous les médecins qui exercent aux bains de mer, n'est pas moins exact parmi nous.

L'action physiologique des bains de Hombourg simples ou avec adjonction de Mutterlauge est encore, ainsi qu'on le voit, assez obscure à cause des éléments nombreux dont on est obligé de tenir compte. Les applications spéciales dont il sera traité à l'occasion de chaque maladie, se prêtent à des règles mieux assises. Qu'on se rappelle seulement le double mode d'action des bains, qui, d'une part, modifient la peau et ses sécrétions, et de l'autre, agissent par l'absorption, à la manière des eaux prises à l'intérieur. Le premier résultat ne peut être obtenu que par le contact de l'eau salée, le second est produit également par l'eau bue à la source, et le bain est alors, comme je l'ai dit, un accessoire de la cure.

Des Eaux exportées.

Les considérations dans lesquelles je viens d'entrer ont trait presque exclusivement aux eaux minérales bues à la source. Elles exposeraient à plus d'un mécompte, si on les appliquait sans réserve aux eaux transportées en cruchons ou en bouteilles. Aussi ai-je pensé qu'il ne serait pas hors de propos d'indiquer brièvement les différences principales et de traiter de la médication telle qu'elle se fait loin de l'établissement.

Les eaux qu'on exporte sont surtout puisées à la source Elisabeth. Les opérations nécessaires pour qu'elles puissent parcourir de longues distances les privent d'une grande quantité de l'acide carbonique libre auquel elles devaient leur saveur acidule et piquante. Si c'est là un inconvénient pour quelques

malades, c'est un avantage pour certains autres, et souvent
à Hombourg, nous conseillons aux individus pléthoriques, à
ceux qui seraient disposés aux congestions de toute sorte, de
laisser dégager l'excès d'acide. L'eau minérale enfermée dans
des vases inattaquables forme avec le temps un précipité rou-
geâtre qui tombe au fond de la bouteille, et se compose en
grande partie des substances ferrugineuses et calcaires. Les
malades se gardent en général de remuer le liquide, crainte
de troubler sa transparence, et je n'ai pas observé que cette
précaution nuisît aux effets prévus du médicament.

Il est rare que les médecins qui pratiquent loin des établissements élèvent la dose des eaux minérales au degré où nous
les portons, presque dès le début. Outre la répugnance qu'ils
auraient à vaincre, l'impossibilité sur la quelle j'ai insisté précédemment d'astreindre les malades à de minutieuses observances,
les force à réduire de beaucoup la quantité qu'ils prescrivent.
Dans les expériences faites à l'hôpital Necker sur un grand
nombre d'individus, et qui présentent toutes les garanties, on
n'a jamais dépassé une bouteille par jour, on en a donné souvent beaucoup moins.

Si le médecin a pour but de purger, il y réussit le plus
souvent, même en se tenant dans ces limites. Le remède agit
dans ce sens assez facilement pour qu'il soit inutile de le
seconder à l'aide des sels de Sedlitz, d'Epsom, etc. Je
ne crois pas d'ailleurs qu'on obtienne les mêmes résultats,
lorsqu'on se sert de l'eau de Hombourg seule, ou lorsqu'on
y adjoint des substances dont les propriétés thérapeutiques
n'ont avec notre eau minérale qu'un semblant d'analogie. La
purgation ainsi sollicitée est toujours modérée, et fût-elle le
premier jour assez vive, elle se réduit bientôt à une ou deux
selles demi-liquides, dans les vingt-quatre heures. Quand on

a à vaincre une constipation persistante, et c'est assez souvent le cas des personnes soumises à cette médication, il vaut mieux commencer le traitement par un sel franchement et uniquement laxatif, que de porter à l'extrême les doses de l'eau minérale. Une fois, la première impulsion donnée, l'eau saline muriatique la continue et on évite d'inspirer aux malades un dégoût contre lequel il faut, surtout au début, se tenir en garde. Ici, nous avons pour nous l'influence de l'exemple, l'aide de mille circonstances qui partout ailleurs font défaut; devant une source qui coule si largement sous vos yeux, trois ou quatre verres d'eau semblent peu de chose. Il n'en est pas de même dans les villes.

L'absence ou l'insuffisance de l'exercice au grand air, de la distraction, de la conversation avec les autres buveurs contribue à accélérer l'action purgative, et cela est tellement vrai que, même à Hombourg, il m'a suffi plus d'une fois de faire transporter l'eau à la demeure du malade, pour qu'elle déterminât le flux diarrhéique. On fera donc sagement, à moins qu'il ne soit possible d'exiger du malade une entière docilité, et de l'assujettir aux pratiques les plus régulières, de ne pas excéder les doses que j'indiquais plus haut. Cette réserve sera indispensable si l'individu est alité.

Lorsque des indications d'une autre nature réclament l'usage des eaux riches en chlorure de sodium employées de manière à ne pas solliciter d'évacuations alvines, le mode d'administration n'est pas sans importance. Il nous est permis à Hombourg, grâce aux conditions adjuvantes, de procéder avec une certaine vigueur; tout a été combiné de manière à hâter l'absorption du médicament, les résultats doivent non seulement être favorables, mais encore être promptement obtenus. La durée du temps que chaque buveur consacre à la cure ne dépasse guères deux mois, elle est souvent beaucoup moindre; il faut que le traitement s'achève dans ce court espace de temps. Toutes les fois qu'il y aura urgence à agir vite, rien ne saurait remplacer le séjour à la source, et les meilleures dispositions seraient ailleurs incapables de suppléer au traitement local.

Lorsqu'au contraire on demande aux moyens thérapeutiques de plus lentes modifications, lorsque, comme dans certains cas, il y a avantage à ne rien précipiter, les eaux exportées rendent de bons services. Seulement on doit toujours avoir présentes à l'esprit la mesure et la condition de leur efficacité.

La première règle est de faire en sorte que le médicament soit tout absorbé, et il n'y a pas pour y parvenir de moyen plus sûr que de diviser les doses et de les répéter à de suffisants intervalles. Ce serait un tort de s'astreindre aux procédés que nous adoptons ici, et que nous avons raison de suivre, parceque le temps nous manque et que les auxiliaires ne nous manquent pas. Au lieu de trois verres pris le matin, on en donnera d'abord un seul à boire par quart ou par cinquième dans le cours de la journée, en augmentant avec précaution la quantité sans changer le mode d'administration. Je sais que les malades préfèrent de beaucoup en finir au plus vite, et nous avons à lutter à Hombourg contre les mêmes tendances; mais l'habitude fait bientôt justice de leur répugnance, si le désir de guérir ne suffit pas.

Le régime sera l'objet d'une attention spéciale. Il existe sous ce rapport des traditions religieusement suivies aux eaux minérales des bords du Rhin, et peut-être fait-on bien de les entretenir avec le scrupule le plus rigide. Le changement de climat, l'agitation inséparable du voyage en développant l'appétit, trompent les mieux intentionnés et les engagent à une alimentation excessive. Si l'on y ajoute encore par des mets excitants, fortement épicés ou stimulants à quelque autre titre, on augmente d'autant le danger. Pendant la cure par les eaux salines muriatiques, l'excès dans la nourriture est un acheminement vers la purgation, et dès qu'on cherche à l'éviter, on doit s'abstenir des causes qui la favorisent. Hors des bains, les circonstances ne sont plus les mêmes; aussi les préceptes diététiques sont-ils de moindre valeur. Les règles conviennent quand un grand nombre d'individus sont soumis en partie du moins à des conditions communes; dans les cas individuels, il n'y a pas de règles possibles; tout est soumis à la sagacité du médecin. Quant aux aliments de difficile digestion, à quoi servirait-il de recommander qu'on s'en abstienne?

Le traitement par les eaux exportées doit être continué avec persévérance et doit se prolonger pendant un plus long-temps que ne le serait le séjour à Hombourg. L'amélioration marchera de pair avec l'usage du remède, et les progrès en seront à peine sensibles, si l'on compare la veille au lendemain. En commençant avec ces prévisions, le médecin ne se décourage pas, il entretient la persévérance du malade et l'aide à supporter les longueurs d'une affection chronique toujours lente à guérir comme à se développer. Il ne faut compter sur aucune révolution violente; ce n'est pas avec de tels moyens qu'on détermine ces crises solennelles où doit se décider la vie ou la mort. Les résultats sont graduels, et je le répète, parce que la première condition de succès est de n'employer les eaux minérales transportées, que s'il est loisible d'en prolonger l'emploi.

A Hombourg, nous avons à tempérer le zèle de bien des gens qui, trouvant un médicament facile, le jugent bon à toute occurrence: hors de là on a souvent à lutter contre des dispositions contraires. Les malades mécontents de la lenteur des effets obtenus sollicitent d'autres remèdes pour hâter la guérison. Est-il bon de déférer à leurs désirs, et peut-on sous ce rapport formuler quelques préceptes? Je ne saurais trop dire, d'après mon expérience personnelle, combien cette médecine qu'on désigne communément sous le nom de médecine des symptômes est incompatible avec la cure par les eaux minérales. Les accidents dont s'accompagnent les vraies maladies chroniques sont nombreux et changeants; ils représentent mal l'état de l'affection essentielle; et s'appliquer à les combattre c'est s'engager dans des chemins de traverse dont aucun ne mène au but. Une fois que le mode de traitement a été choisi, il faut y persévérer sans indécision, jusqu'à ce que le temps ait permis de reconnaître son manque absolu d'efficacité. Les remèdes accessoires compliquent la question en palliant les apparences du mal au lieu de s'attaquer au mal lui-même. Aussi à moins de cas exceptionnels, devra-t-on s'abstenir de tout autre remède, lorsqu'on aura jugé utile de recourir aux eaux de Hombourg.

Pour en finir avec ce sujet, la saison ne me semble pas avoir une influence telle qu'il faille en tenir compte. Les motifs qui font préférer certains mois de l'année comme plus favorables à la cure ne sont valables que s'il s'agit de prescrire le séjour près des établissements.

De l'Action thérapeutique des Eaux.

J'arrive enfin à l'étude des maladies particulières auxquelles conviennent les eaux de Hombourg. J'ai essayé jusqu'à présent de faire ressortir les données les plus générales, et les détails où je suis entré me dispenseront de revenir sur quelques points traités déjà avec de suffisants développements. Beaucoup de travaux spéciaux ont été publiés sur ce sujet, et le reproche le plus considérable que la plupart des monographies aient encouru est celui d'avoir étendu outre mesure le cercle des applications thérapeutiques. Il semble facile d'éviter ce défaut en réduisant le nombre des affections réputées curables à celles qui le sont réellement; mais en examinant de plus près, on voit combien de telles restrictions sont délicates. Les eaux minérales ne jouissent pas de propriétés spécifiques, elles ne détruisent pas la maladie en la neutralisant à la façon des agents chimiques; mais, comme les autres remèdes, elles aident l'organisme dans ses réactions. Ce n'est donc pas à la lésion spéciale qu'elles s'adressent, mais à la constitution elle-même faisant effort contre l'altération qui s'établit ou s'efface trop lentement.

Qu'arrive-t-il de là? c'est qu'elles peuvent-être appliquées à des affections diverses, pourvu que l'état général du malade réponde à leur indication. Tous les médecins habitués à observer les effets des eaux savent qu'elles rendent souvent des services inespérés, et que tel cas, où ils les ont prescrites comme une tentative hasardée, où ils les ont risquées, pour ainsi dire, sur l'insistance des malades, a été suivi de guérison. Faut-il donc s'étonner de voir réussir un même moyen contre des altérations de nature différente, et doit-on reléguer parmi les exagérations insoutenables l'opinion tant de fois reproduite de ceux qui attribuent aux sources minérales une sorte de vertu universelle?

Je me défie des vérités qu'un seul homme est disposé à croire; je me défie également des erreurs que soutiennent presque tous les observateurs compétents. Si l'on compare entre elles ces maladies à forme chronique, on est frappé par la ressemblance de leur aspect; elles impriment au patient un cachet uniforme, et tandis qu'il faut un examen attentif pour prononcer sur la nature de la lésion, il suffit d'un coup d'œil pour juger les caractères de la maladie. La lente désorganisation qu'elles entraînent à leur suite, et qui s'exprime en traits faciles à reconnaître, est une de leurs plus graves conséquences. Dût-on demeurer impuissant contre le mal lui-même, ce sera beaucoup de remédier à ses fâcheux résultats. Non seulement on recule le terme fatal, mais on rend possibles et peut-être efficaces des moyens thérapeutiques dont il avait fallu s'abstenir dans l'état d'affaissement où se trouvait le malade.

Les eaux minérales de Hombourg, puisque ce sont les seules dont je veuille parler, remplissent merveilleusement le but dans toute une classe d'affections chroniques, celles qui s'accompagnent d'anémie et de désordres gastriques ou intestinaux. Dès que le médecin juge nécessaire de rétablir par une médication puissante les fonctions qui président à l'assimilation des substances alimentaires, il peut recourir aux sources richement pourvues de chlorure de sodium, quelle que soit d'ailleurs l'origine de la maladie, ou, pour se servir du langage malheureux de l'école, quelle que soit la maladie elle-même. Ainsi s'expliquent et se motivent les indications si nombreuses des eaux minérales et l'obligation, afin d'être complet en restant véridique, de résumer à leur propos presque toutes les espèces de la pathologie.

Quand les désordres fonctionnels que je viens de citer ou composent l'affection principale ou ont une telle influence sur sa marche, qu'ils constituent un des phénomènes essentiels, ils réclament une description particulière. L'usage des eaux de Hombourg ne pallie plus, mais guérit ou du moins commence la guérison qu'acheveront d'autres médicaments. C'est aux cas de ce genre que se rapportent exclusivement les considérations qui vont suivre; mais en restant dans ces limites, je ne prétends pas faire le procès à ceux qui ont étendu davantage le champ des applications, je ne fais que sacrifier aux faits les plus évidents des observations moins fréquentes ou moins certaines qu'ils n'ont pas cru devoir passer sous silence.

Les études thérapeutiques sur les eaux minérales des bords du Rhin publiées par MM. Trousseau et Ch. Lasègue que le ministre de l'instruction publique en France avait chargés d'une mission spéciale, m'ont été souvent utiles pour les distinctions à établir entre les différentes formes d'une même affection. Outre le talent des auteurs, leur indépendance incontestable donne une singulière autorité à leurs opinions. Je me plais à déclarer d'avance les emprunts que j'ai faits à ces savantes recherches, et je crois avec les auteurs que l'heureux emploi des eaux minérales dépend surtout de la connaissance approfondie des maladies auxquelles elles conviennent. Dire que telle source guérit la goutte, c'est émettre un non-sens; dire qu'elle guérit une forme déterminée de l'affection goutteuse signalée par des accidents de nature spéciale, c'est donner au médecin un guide sûr, c'est ne donner aux malades que les espérances qui peuvent se réaliser. A ce point de vue, qui me semble le seul vrai, on ne se contente pas des divisions courantes, on en établit de nouvelles en rapport avec le médicament; et de là l'obligation de décrire avec quelques détails les signes qui doivent diriger dans le choix du mode de traitement.

Maladies de l'estomac, digestions difficiles (Dyspepsies) etc.

Il serait impossible de réunir sous un titre plus explicite les affections gastriques de diverse nature où l'usage des eaux de Hombourg est indiqué. Je me vois donc forcé de suppléer à l'insuffisance de la nomenclature par le rapide exposé des symptômes.

Les lésions profondes, organiques, cancéreuses contre lesquelles les autres moyens sont impuissants n'ont pas à attendre davantage leur guérison des sources minérales. Peut-être arrivons-nous à diminuer certains accidents, à masquer sous une amélioration passagère le progrès de la maladie; nous ne réussissons jamais à sauver le malade. Je dirai plus, c'est qu'il faut user avec réserve des eaux salines muriatiques dans les cas de désorganisations squirrheuses parvenues à leur second degré; non seulement, et on le croira sans peine, je ne les ai jamais vues efficaces; mais toutes les fois qu'une hémorrhagie me semblait à craindre, j'ai dû sévèrement les proscrire. Pour les cancers de l'utérus, nos eaux seraient nuisibles, et pourraient entraîner de ces pertes de sang déjà si fréquentes; pour ceux de l'estomac, on aurait moins à redouter les accidents hémorrhagiques; mais à quoi bon s'exposer sans chances favorables à un dangereux essai?

D'un autre côté, on sait combien la diagnose des altérations organiques de l'estomac est entourée de difficultés, surtout au début; s'il convient d'être prudent, il siérait mal d'être timide et de renoncer à une médication active sur le vague soupçon d'une maladie incurable.

Les affections gastriques où rien de semblable n'est à craindre sont heureusement les plus nombreuses. Prennent-elles une marche aiguë, s'accompagnent-elles de fièvre, de frissons, en un mot des signes d'une réaction vive, les sources de Hombourg doivent encore être mises hors de cause. Sont-elles au contraire lentes dans leur développement, rémittentes, dégagées de tout appareil fébrile, elles s'amenderont le plus souvent sous l'influence des eaux salines muriatiques. Ici cependant des distinctions sont importantes à établir.

Un malade se plaint de douleurs et de pesanteur à l'épigastre, son appétit est nul ou singulièrement affaibli, ses forces ont baissé, sa santé générale se détériore. La première question et la plus importante au point de vue de la cure est de savoir quels effets produit l'ingestion des aliments. Ou après le repas le malaise augmente, la souffrance redouble, ou au contraire tout s'amende et il suffit de la moindre nourriture pour déterminer un calme passager. Dans ce dernier cas, le succès du traitement est difficile à préjuger; dans l'autre, voici ce qu'on observe.

Les troubles qui suivent l'alimentation se manifestent sous des formes différentes. A peine vient-on de manger, que la tête s'alourdit, les yeux deviennent rouges, les paupières pesantes, tout le visage est injecté; on éprouve un besoin de dormir, et pour peu qu'on s'y abandonne, le sommeil est inquiet, la bouche se sèche, devient chaude et brûlante. Les mains sont également âpres et sèches, le ventre se ballonne et la constriction exercée par les vêtements finit par être insupportable. La respiration elle-même est plus courte et comme suspendue. Ce sont là, ainsi qu'on le voit, des phénomènes analogues à ceux qui se montrent au moment de la digestion chez les gens pléthoriques, ou après un excès de nourriture; mais ici ni l'une ni l'autre de ces conditions ne se rencontre: les malades sont pâles, délicats et leurs aliments se réduisent d'ordinaire aux proportions les plus exiguës.

Une fois la digestion accomplie ou même mise en œuvre, les choses rentrent peu à peu dans l'ordre, mais l'appétit ne revient pas, l'individu s'affaiblit, et une constipation persistante est le seul trouble local qu'il ressente jusqu'au prochain repas.

A ces malades j'ordonne l'eau de la source Louis pendant une ou deux semaines à des doses assez élevées, de trois à cinq verres chaque matin; j'exige d'eux qu'ils se nourrissent d'aliments substantiels, qu'ils boivent de bons vins et se livrent à un exercice modéré. Je tâche ainsi de provoquer des évacuations intestinales, sans débiliter davantage. L'eau de la source Louis, plus riche en acide carbonique, risque peu de fatiguer leur estomac qui supporte mal les aliments ingérés; une source plus active remplirait moins heureusement la plupart des indications. Après cette première période de la cure, l'eau de la source Elisabeth, prise en égale quantité, mais durant un plus long espace de temps, complète d'ordinaire la guérison.

Une précaution à la quelle j'attache assez de prix, parce qu'elle contribue à prévenir les récidives, consiste à diminuer les doses vers la fin de la cure. C'est surtout aux affections gastriques que cette méthode s'applique avec avantage.

Tandis que les malades dont je viens de parler n'éprouvaient en réalité aucun désordre fonctionnel, d'autres ne sont sujets qu'à des altérations plus ou moins prononcées dans les fonctions digestives. Les douleurs sont nulles ou insignifiantes, la réaction générale est à peine sensible; mais à la suite de chaque repas, une petite colique à peu-près limitée à l'épigastre survient brusquement et provoque bientôt une selle diarrhéïque. La diète fait cesser les évacuations ou, pour mieux dire, les suspend, car dès qu'on commence à reprendre des aliments, en médiocre quantité, le même accident se renouvelle. Cela dure ainsi des semaines ou des mois entiers; la plus stricte observance des règles hygiéniques, la plus sévère régularité dans le régime n'apportent que peu de soulagement. Souvent la cessation de la diarrhée provoque d'autres troubles également liés à une lésion fonctionnelle de l'estomac. Ce sont des éructations sans vomissements, des pesanteurs, une sensation de plénitude ou de chaleur épigastrique, qui se prolongent pendant le temps nécessaire à l'accomplissement de la digestion et auxquelles le retour du flux intestinal semble mettre un terme. Cette forme de la maladie qui se rapproche de la précédente, en ce que l'alimentation en est la cause occasionelle, qui en diffère par ses symptômes essentiels, est peut-être de toutes les affections gastriques la plus sûrement curable par les eaux de Hombourg. Il est rare qu'elle ne cède pas, même à un court traitement; je ne l'ai jamais vue résister à l'usage suffisamment prolongé de la médication. Seulement il convient de suivre des procédés inverses à ceux que j'indiquais précédemment. On doit débuter par la source de l'Empereur, ou au moins par la source Elisabeth, à doses assez élevées pour solliciter une forte purgation, et en continuer l'usage pendant au moins une semaine. Après ce laps de temps, les accidents appréciables ont disparu. Reste à prévenir leur récidive. Une cure non purgative continuée quelques semaines remplit le but et complète la guérison.

Lorsqu'au contraire les affections de l'estomac sont calmées par l'alimentation, que les douleurs ou les symptômes, quelle que soit d'ailleurs leur nature, sont amendés, tant que dure le travail de la digestion, nos eaux sont moins efficaces. Ce seul caractère dont je n'ai pas à discuter la valeur pathologique est pour moi d'une extrême importance relativement au traitement par les eaux de Hombourg. Le médecin est forcé de préluder par quelques tâtonnements et de suppléer par une expérience individuelle, suivie d'abord avec hésitation, en l'absence des règles générales. Souvent les eaux seules seraient impuissantes, et on doit leur adjoindre les poudres absorbantes ou tout autre médicament qu'indique de préférence l'état du mal et du malade. D'autres fois, l'eau minérale agit si promptement que la rapidité inattendue de la guérison ferait douter de sa réalité. Un fait qu'on ne doit pas oublier, c'est que cette variété de gastralgie, si on veut lui donner ce nom, est rarement essentielle. Presque toujours elle résulte d'autres désordres auxquels il est indispensable de porter d'abord remède. Qui ne sait, sous ce rapport, l'influence des écoulements leucorrhéiques abondants, de la chlorose et des perturbations nerveuses de tout genre? Souvent aussi la maladie alterne avec une éruption cutanée, sous la dépendance de laquelle elle reste durant des années, disparaissant ou reparaissant, suivant que la peau est ou non le siège d'une révulsion active. Dans ce dernier cas, un traitement général est d'absolue nécessité, et les bains avec la Mutterlauge ne contribuent pas au soulagement à un moindre degré que la médication interne.

J'ai dans les considérations préliminaires exposé longuement les effets des eaux salines muriatiques dirigées contre ces accidents dyspepsiques qui entravent indéfiniment certaines convalescences, ou qui servent de prodromes à des maladies organiques. Je n'ai donc pas à y revenir.

Le régime tel que le prescrivent toutes les monographies sur les eaux minérales est trop absolu pour être vrai. On doit en prenant l'alimentation pour ce qu'elle est réellement, à propos des affections gastriques et intestinales, la considérer comme un médicament, et la manier avec la même hardiesse ou les mêmes précautions. La nourriture sera donc, suivant les indications particulières, abondante ou très-modérée, douce ou excitante, parfois même elle devra se composer de mets réputés indigestes, mais que l'observation nous a appris convenir à certains états maladifs. L'action digestive de l'eau minérale nous permet d'ailleurs de franchir des intermédiaires qu'il eût fallu parcourir lentement, si l'on avait fait du régime l'unique moyen de guérison.

Hypocondrie. Hémorrhoïdes.

Les médecins habitués aux nomenclatures de la pathologie moderne et qui regardent l'hôpital comme la source unique où il faille puiser des observations, s'étonneront qu'on admette l'hypocondrie comme une maladie *sui generis*. Depuis Frédéric Hoffmann auquel nous devons les premiers travaux approfondis sur l'emploi thérapeutique des eaux minérales allemandes, on a dispersé dans une foule de lésions anatomiques la passion hypocondriaque dont il avait fait une unité bien définie. Peut-être au point de vue de la science est-ce un progrès; au point de vue du traitement ce n'en est pas un de tenir pour indépendantes des affections que l'expérience nous montre réunies et dont l'ensemble guérit sous l'influence d'une seule médication. Je crois à la réalité de l'hypocondrie, de celle que les anciens désignaient sous le nom d'*hypochondria cum materiâ*, et il suffirait aux moins crédules d'une saison passée aux eaux de Hombourg, pour leur inspirer la même conviction.

Quelle meilleure preuve à donner que de tracer à grands traits le tableau de la maladie. Les cas ne sont pas assez rares pour rendre difficile le contrôle de la description. On trouve des hypocondriaques dans les classes les plus élevées de la société, comme dans les plus humbles conditions. Je ne parle pas ici de ces maladies imaginaires dont l'étude appartient aux médecins d'aliénés. Il s'agit de symptômes appréciables, de souffrances identiques et dont on peut prévoir la marche si, au lieu de nier les faits, on s'est appliqué à les observer.

L'hypocondrie a son siège de prédilection dans les hypocondres, ainsi que l'indique son nom; mais de là, comme d'un centre, elle rayonne, s'étend à tout l'organisme et envahit toutes les fonctions. Ce n'est pas comme l'hystérie une affection protéiforme où les accidents se contredisent et se mêlent sans qu'on découvre entre eux aucun lien; c'est un même trouble morbide qui diffère par quelques uns de ses caractères suivant son étendue et la nature des organes en souffrance. Le mal hypocondriaque, disait un ancien, est aux maladies chroniques ce que les fièvres sont aux maladies aiguës; il est à la fois local et universel.

Les premiers accidents occupent le bas-ventre. Le patient se plaint de tensions intestinales, de flatuosités mobiles et qui suffisent parfois pour former des tumeurs sonores sous les fausses côtes. Il a des douleurs sourdes qui se déplacent sans raison, deviennent subitement aiguës et disparaissent pour être remplacées par quelque autre symptôme. Cependant l'estomac est atteint secondairement, son mal-être se manifeste par des nausées, du dégoût, des alternatives d'appétit exagéré et d'anorexie; la digestion se fait mal et au moment où elle s'effectue, des éructations acides et les signes accoutumés des gastralgies indiquent son imparfait accomplissement. Les fonctions intestinales ne sont pas moins entravées: on observe tantôt une diarrhée séreuse, tantôt la constipation la plus opiniâtre, et ces états opposés se succèdent chez le même individu. Les douleurs ombilicales, les coliques lancinantes, profondes, les borborygmes, les distensions tympaniques s'ajoutent aux désordres fonctionnels des intestins; les urines sont troubles, chargées, peu abondantes ou claires et limpides, et alors leur sécrétion excède de beaucoup celle de l'état normal.

Telle est l'hypocondrie réduite à elle-même, circonscrite aux lieux où elle prend naissance; et elle se maintient quelque temps à cette première période. Nous avons dans les eaux de Hombourg un remède que je vante avec une entière assurance, parce que les faits les plus nombreux m'ont démontré leur efficacité, et que tous les médecins qui en ont fait l'expérience sont unanimes sur ce point.

De sa nature la passion hypocondriaque ne tend pas à la guérison. Elle va toujours croissant et les intervalles de repos ne sont pour ainsi dire que des haltes où elle prend de nouvelles forces. Il faut pour l'entraver un traitement suivi où le médecin ne perde pas de vue l'unité du mal auquel il opposera l'unité du remède.

Toutes les substances de la matière médicale seront vainement essayées, si, une fois lancé dans une fausse direction, on combat un à un des symptômes toujours renaissants. Ce sont là des douleurs que ne calment pas les narcotiques, des gastralgies dont les antipasmodiques ne triomphent pas. Les eaux riches en chlorure de sodium suffisent à la curation; et on pourrait affirmer qu'elles réussissent de quelque façon qu'on les emploie. A ce premier stade, le mal n'a pas encore fixé son domicile, et sa persistance n'est pas invincible, mais il a déjà la propension aux récidives qui constitue un de ses caractères. Aussi une cure, si exactement faite qu'on la suppose, ne suffit pas; il faut ou la renouveler par précaution, dans l'attente de rechutes qui peut-être n'auraient pas eu lieu, ou au moins remédier dès le principe aux accidents, s'ils viennent à reparaître.

Grâce à cette surveillance continue, nous préservons le malade des mille désordres auxquels il était exposé: l'hypocondrie en effet restreinte aux proportions où nous venons de la voir, s'essaie et prélude à de plus graves altérations. Lorsqu'on lui a, par impuissance ou par imprévoyance, laissé son libre développement, une double difficulté complique la tâche du médecin. Les caractères originels du mal hypocondriaque s'effacent sous la multitude des troubles locaux; on se perd dans les lésions indécises, ou on s'attache opiniâtrement à un seul symptôme, en le regardant comme le tout de l'affection.

En outre, plus est grand le laps de temps écoulé depuis le début, plus la guérison parfaite offre de difficultés. Le malade se lasse vite, son organisation morale et intellectuelle a subi le contre-coup de l'atteinte portée à sa constitution physique; incapable de persévérance, il se désole d'attendre, et finit par lasser la patience la plus robuste.

Je ne puis ni ne veux exposer les formes insidieuses ou tranchées sous lesquelles la maladie accomplit sa lente évolution; je n'ai pas à décrire les angoisses intestinales parfois si pénibles, qu'elles rendent la vie insupportable, les spasmes de toutes sortes, les inquiétudes vagues qui mènent au délire des nosophobes, les accès de suffocation que provoquent les flatuosités accumulées dans le gros intestin, les douleurs profondes des aînes et des articulations du bassin. N'est-on pas en droit de se demander avec Hoffmann: *quis posset omnia ac singula eorum symptomatum recensere.* J'insiste sur un seul point, c'est que quand le médecin aura découvert le foyer de ces accidents, il trouvera dans les eaux chargées de chlorure de sodium et d'acide carbonique un médicament propre à toutes les périodes de l'affection.

Lorsque l'hypocondrie aura jeté de profondes racines ou qu'elle aura acquis plus rapidement une grande intensité, le mode d'administration des eaux ne sera pas sans importance. Dans les cas extrêmes je hâte la saturation par tous les moyens, en même temps que je sollicite des évacuations alvines. Les clystères joints à des doses élevées d'eau bue à la source sont d'un excellent usage, et il est à regretter qu'on les emploie si rarement. Ils rendent au gros intestin l'activité de ses contractions, et par là, ils empêchent l'accumulation des flatuosités, ils augmentent la sécrétion à sa surface, de manière à prévenir la stase des matières excrémentitielles.

La nature en effet nous a montré la vraie méthode curative; les guérisons spontanées, rares d'ailleurs, se sont le plus souvent effectuées sous l'influence d'une diarrhée plus ou moins abondante. A l'aide des médicaments laxatifs, nous arrivons également aux meilleurs résultats, mais l'amélioration n'est pas de longue durée. Il faut, pour qu'elle persiste, activer les fonctions digestives en même temps que nous excitons jusqu'au degré pathologique celles de l'intestin. Autrement la débilité survient, avec elle les accidents nerveux redoublent; la purgation elle-même ne peut être continuée sans danger, force est d'interrompre et d'attendre qu'il plaise à l'économie de reprendre une nouvelle vigueur. Nos eaux minérales ont le mérite de satisfaire à la double indication; elles relâchent et fortifient; elles rendent d'un côté ce qu'elles font perdre de l'autre, et maintiennent ainsi l'équilibre nécessaire.

La terminaison de l'hypocondrie par des sécrétions intestinales exagérées est certainement la plus heureuse, mais ce n'est pas la plus commune. La nature a recours à d'autres moyens pour arriver à la guérison, ou, si l'on ne veut pas admettre cette façon d'optimisme, la passion hypocondriaque se juge par des évacuations naturelles qui l'améliorent ou la guérissent. Tel est le rôle dévolu aux hémorrhoïdes; et voilà pourquoi les médecins du siècle passé attachaient une si grande importance au flux hémorrhoïdal. Or, si nous avons essayé, en instituant la médication purgative, d'utiliser les procédés dont la nature nous avait donné l'exemple, pouvons-nous également seconder l'effort qui tend à provoquer les hémorrhoïdes ou suppléer à son défaut?

Avant de songer à exploiter la congestion hémorrhoïdale, comme un élément thérapeutique, il est nécessaire de s'assurer de sa présence ou de sa possibilité. Je sais que des médecins ont voulu créer les hémorrhoïdes chez des sujets où aucun symptôme ne révélait leur imminence; mais la pratique a bientôt fait justice de ces tentatives malencontreuses. Nous aidons l'effort naturel, nous l'augmentons, nous le dirigeons peut-être; nous ne le produisons jamais. Tel individu supporte impunément des doses répétées d'aloès, tandis qu'un autre devient hémorrhoïdaire sans causes extérieures et par le seul fait de sa constitution. L'hypocondriaque qui doit trouver dans cette nouvelle fonction pathologique le remède à son mal, présente à l'observation des signes particuliers. Les accidents que j'ai décrits plus haut se concentrent et siègent de préférence vers la cavité du bassin; le malade éprouve de la douleur dans les articulations pelviennes, des élancements qui suivent le trajet de la colonne vertébrale ou s'arrêtent à la région sacrée, une pesanteur insolite du rectum ou des phénomènes congestifs du côté de la vessie. Le *molimen* hémorrhoïdal s'annonce long-temps à l'avance; il ne survient pas brusquement, et les hypocondriaques ne sont point sujets à ces évacuations abondantes qui surprennent d'autres hémorrhoïdaires au milieu de la santé.

Une fois établi, le flux devient une nécessité fâcheuse, une infirmité salutaire. S'il s'accomplit régulièrement, nous avons à le respecter, parce que si incommode qu'on le suppose, il est encore préférable aux troubles que prévient son apparition. Est-il au contraire désordonné, insuffisant, excessif, nous devons le ramener aux conditions les plus favorables et l'entretenir comme ces exutoires par lesquels l'art détourne certaines prédispositions.

Les eaux minérales de Hombourg ne conviennent pas à toutes les anomalies qui peuvent se rencontrer dans le cours des hémorrhoïdes; elles s'appliquent à quelques unes avec un plein succès, et nuiraient singulièrement à d'autres. Leur mode d'action est d'ailleurs facile à définir.

Qu'un malade atteint d'hémorrhoïdes que j'appellerai essentielles, c'est-à-dire indépendantes d'une affection générale, se soumette pour quelque raison aux eaux salines muriatiques, l'hémorrhagie locale ne tardera pas à se produire, et d'ordinaire, elle sera plus abondante qu'il n'était dans les habitudes du sujet. Toutes les hémorrhagies pathologiques naturelles sont excitées par le traitement, et c'était là un des motifs qui nous faisaient condamner le remède dans les cas où ces évacuations sanguines ne surviendraient pas sans danger. Il en est de même quand l'hypocondriaque pratique la cure et surtout la cure active que nous lui imposons. L'écoulement sanguin devance ses périodes, le sang s'échappe en plus grande quantité, les hémorrhoïdes procèdent alors comme les règles avec lesquelles elles ont tant d'analogie par leurs prodromes et par leurs retours périodiques. Juge-t-on avantageux de solliciter ainsi ou le flux ou la congestion, on recourra aux sources de Hombourg avec plus de confiance qu'aux autres moyens thérapeutiques. Elles n'entraînent pas en effet les inconvénients des purgatifs chauds, elles peuvent être continuées sans crainte; et la première indication, lorsqu'il s'agit de traiter le mal hypocondriaque ou ses attenants, c'est de choisir une médication à la fois lente et efficace. Les agens perturbateurs n'offrent aucune chance de succès.

Le fait le plus commun est certainement celui pour lequel je propose nos eaux minérales; rien n'est plus fréquent dans l'hypocondrie que l'insuffisance des hémorrhoïdes, rien n'est plus rare que leur surabondance. Cette remarque est tellement vraie, qu'il suffirait presque d'un écoulement excessif pour écarter l'idée de complications hypocondriaques. Cependant quelque favorables qu'elles soient, les hémorrhoïdes s'accompagnent de tels désagréments, que beaucoup de malades et même de médecins les regardent comme une maladie pire que celle dont elles assureraient la guérison. Ceux-là préféreraient sans doute le traitement exclusivement purgatif, mais il n'est pas en notre pouvoir de limiter les effets de l'eau minérale. Chez les individus prédisposés, la purgation sollicite l'écoulement hémorrhoïdal; et, en eussions-nous le désir, nous ne sommes pas maître de dédoubler son action.

Il serait superflu de revenir sur le concours des moyens adjuvants, et pourtant on ne saurait trop en tenir compte. Pourquoi le monde a-t-il confondu l'hypocondrie avec l'inquiétude, la préoccupation maladive, de telle sorte que les mots sont devenus synonimes? C'est que l'hypocondriaque ne résiste pas long-temps aux sensations qui l'assaillent sans relâche. Ses maux sont peu graves, mais comme tous ont pour symptôme la douleur à quelque degré, pas un des petits accidents ne lui échappe; il a la conscience des moindres événements de sa vie pathologique. On comprend alors combien la distraction lui est nécessaire. Condamnez-le à la solitude, et vous verrez le découragement s'emparer de lui, et le conduire au terme le plus redoutable de son affection, la folie. J'ai la prétention de ne pas décrire un remède à tout mal, mais je suis convaincu que plus d'une aliénation de l'esprit aurait été conjurée, si on avait arrêté, dès le principe, les causes fort légères qui lui ont donné naissance. J'ai vu de nombreux hypocondriaques déjà parvenus à cette limite où la raison chancelante ne suffit pas à chasser les fantaisies, chercher à Hombourg plutôt du soulagement à leurs tristes pensées que des remèdes à leur maladie physique. Ceux qui ont mené de front les deux cures ont toujours été sensiblement améliorés. Un séjour de quelques semaines ne suffit pas contre de si graves désordres; il faut et se traiter énergiquement et revenir plus d'une fois à la même médication. Malheureusement le propre de ces esprits inquiets est de changer sans cesse de moyens et d'embrasser chaque traitement nouveau avec une ardeur trop vive pour être de longue durée.

Employée hors de l'établissement, l'eau minérale exportée est d'un secours précieux pour parer aux accidents encore à l'état naissant; plus tard, elle deviendrait insuffisante. Si l'on se représente combien la curabilité de l'hypocondrie diminue par le seul fait de sa durée, on sentira l'avantage d'un traitement commencé de bonne heure. Les malades ne se décident à quitter leur pays que pressés par les progrès du mal ou qu'effrayés par sa persistance; ils arrivent tous à Hombourg à un degré déjà inquiétant. La plupart auraient accepté depuis longtemps un remède plus facile, qui n'exige ni voyages, ni régime incompatible avec les affaires, surtout quand il s'agit d'une maladie qui, dès son début, est pleine de vagues craintes et dont la préoccupation est un des signes distinctifs.

Maladies chroniques du foie.

On sait de quelle réputation ont joui les eaux minérales contre les états que les médecins du siècle passé désignaient sous le nom général d'obstructions. Quelque fut le siége de la lésion d'ailleurs assez mal définie, ils avaient confiance dans un remède si heureusement employé pour rendre à la circulation son activité, ramener les vaisseaux dans leurs conditions normales et faire ainsi disparaître les causes d'où provenait la stase du sang. Déjà à l'occasion de l'hypocondrie, j'ai montré comment, à en croire ces théories thérapeutiques, la vénosité abdominale jouait un grand rôle dans les affections lentes du tube digestif et de ses annexes, mais c'est surtout aux maladies du foie que s'appliquent avec avantage les considérations que je viens de rappeler.

Sans apprécier les explications des maîtres qui nous ont devancés, il est incontestable que les fonctions digestives se lient intimement aux fonctions régulières de l'organe hépatique. Le trouble des digestions est un des symptômes importants qui nous révèlent les altérations de l'appareil biliaire. Or ces troubles sont de deux sortes; ou ils ont suivi, et c'est le cas le plus commun, la maladie du foie, ou au contraire ils l'ont précédée. Il faut pour juger les indications des eaux salines muriatiques envisager la question à ce double point de vue.

Si l'affection est manifestée par un ictère ou continu ou revenant à intervalles plus ou moins réguliers, si les excrétions intestinales ne présentent pas d'autres caractères que ceux de la jaunisse intense et confirmée, il est rare que nos eaux minérales soient utiles à prescrire. Les lésions du foie les plus graves, alors qu'elles ont envahi l'organe sécréteur de la bile plutôt que ses réservoirs spéciaux dévolus à ce produit, s'accompagnent ordinairement d'une pâleur sub-ictérique plutôt que d'une jaunisse véritable. Dans une maladie franchement bilieuse, les eaux de Hombourg ne serviraient que par leurs propriétés purgatives, et l'emploi des purgatifs dans les cas de ce genre demande lui-même de notables restrictions. La présence de calculs biliaires soupçonnée ou reconnue réclame plutôt l'usage des sources alcalines telles que celles d'Ems et de Vichy; aussi, ne conseillons-nous pas à moins de circonstances exceptionnelles le séjour de Hombourg aux malades affectés d'ictère chronique, ou aigu persistant, ou passager; fidèle en cela au principe que nous avons tant de fois posé de renfermer les indications des eaux minérales dans les cas où elles sont généralement efficaces.

Mais d'autres affections du foie qui rentreraient beaucoup mieux dans la classe des obstructions, si elle était encore admise, peuvent être soulagées, et elles le sont en effet par les éléments contenus dans nos eaux minérales. Je veux parler de ces maladies où l'organe sensiblement augmenté de volume, n'a pas encore subi de dégénérescence essentielle, où l'ictère ne s'est pas plus prononcé que dans la cachexie qui succède aux fièvres intermittentes, où la digestion est laborieuse, où enfin une ascite encore peu considérable tend à se produire.

Les individus qu'une longue résidence dans des pays tropicaux et défavorables aux Européens a laissés sous le coup d'un état de malaise durable même après leur changement de climat, sont surtout exposés à ces sortes de maladies. L'inflammation du foie, lorsque les accidents aigus ont cédé, entraîne les mêmes désordres; des écarts prolongés de régime combinés avec une hygiène mal entendue sont aussi des conditions prédisposantes. C'est alors que les deux circonstances que je signalais plus haut doivent être prises en considération.

Le mal a-t-il débuté par le foie, ou bien s'y est-il fixé secondairement? Dans le premier cas, la circulation de la veine porte est entravée à sa terminaison; dans le second, elle l'est à son origine. Or les moyens dont nous disposons pour combattre les irrégularités de la circulation veineuse ne peuvent atteindre le foie directement; ils opèrent sur la surface des intestins, ils modifient, ils excitent la sécrétion des follicules, et déterminant par là un afflux de sang plus considérable, ils changent l'état des organes destinés à conduire le sang ou à le recevoir.

Tel est en réalité le mode d'action des eaux salines muriatiques et même, à quelque degré, de tous les purgatifs continués avec une suffisante persistance. Une seule évacuation serait insignifiante sous ce rapport; il ne s'agit pas, comme résultat définitif, de hâter l'expulsion des matières contenues dans les intestins, mais de solliciter des sécrétions qui rendraient les mêmes services, si l'on pouvait les obtenir, sans purger le malade. L'abondance des évacuations est la conséquence obligée de l'effet qu'on voulait produire; elle n'est pas l'effet lui-même.

Les principales conditions que doive remplir un remède destiné à satisfaire à ces indications, c'est qu'il soit laxatif, qu'il soit possible d'en prolonger l'usage sans inconvénients, que son emploi ne débilite pas outre mesure des sujets déjà affaiblis par une maladie chronique. Je ne connais pas d'eaux minérales qui répondent mieux à ces diverses exigences que celles des sources salines de Hombourg et des bains analogues quant à leurs éléments constituants. Si ce sont là les conclusions qu'on est en droit de tirer des aperçus théoriques, l'expérience les confirme tels ; ou plutôt n'est-ce pas l'observation même des malades qui, en fournissant les conséquences, a permis d'établir des principes.

Déjà depuis long-temps les médecins les plus distingués de l'Angleterre et de la Hollande envoient à Hombourg un grand nombre de malades atteints d'affections du foie contractées le plus souvent aux colonies et que n'ont pu modifier ni les voyages, ni l'habitation dans un lieu plus froid, ni le changement de régime ou d'habitudes. Chez ceux où les désordres de la digestion ne sont pas en rapport avec la lésion hépatique, et chez lesquels on peut tenir les altérations du foie pour secondaires, nous obtenons en peu de temps les meilleurs résultats. La guérison est une presque certitude. Entravée dans sa marche, la maladie, qui n'a plus pour se produire des causes toujours renaissantes s'efface et ne reparaît pas. On prévient ainsi pour l'avenir des accidents d'autant plus graves qu'ils datent de plus loin. Le volume du foie diminue insensiblement, la teinte cachectique est de moins en moins prononcée, l'appétit prend plus de vigueur, et avec lui les forces se raniment.

Voilà évidemment les circonstances où nos eaux agissent avec le plus d'efficacité. Le foie est seulement sous l'imminence d'une lésion organique incurable dès qu'elle s'est établie ; la circulation veineuse, la plus importante des deux, s'y fait mal, mais son irrégularité est le fait primitif ; elle ne résulte pas d'un changement de texture de l'organe hépatique, au contraire, c'est elle qui a déterminé l'engouement, et c'est sur elle que nous sommes maître de diriger nos moyens curatifs. Quelle que soit l'opinion qu'on se fera de l'interprétation, les faits sont irrécusables.

Lorsque le foie est notablement hypertrophié, que les signes d'une altération cancéreuse ou d'une désorganisation profonde manquent encore, et qu'il est raisonnable (j'ose à peine être plus explicite, tant les symptômes ont encore d'obscurité) de croire à un simple engorgement sanguin, les eaux de Hombourg seront conseillées, mais avec moins de profit. L'existence de la cirrhose ou de tumeurs encéphaloïdes dûment constatées, doit détourner le médecin de l'administration des eaux salines muriatiques qui ne conviennent pas aux cancers véritables et qui même ne seraient pas toujours exemptes d'inconvénients, comme j'ai eu plusieurs fois l'occasion de le rappeler.

Le volume de l'organe ne subit en général qu'une très-lente diminution. Si nous arrivons à arrêter les progrès de la maladie, il nous est plus difficile de la faire rétrograder. Au lieu de quelques semaines de traitement, il faut s'attendre à voir la cure durer plusieurs mois, exiger même qu'on revienne pendant plusieurs années passer une saison près de la source. Une circonstance d'ailleurs contribue à soutenir la persévérance des malades. L'amélioration s'annonce par des signes faciles à apprécier et presque trompeurs, si l'on s'en rapporte à eux seuls. Avant que l'état de l'organe qui doit servir de mesure médicale se soit grandement amendé, la santé générale est devenue plus florissante; nous avons obtenu de prime abord les mêmes effets apparents que dans le cas où l'attraction du foie était moins considérable, quoique nous restions encore loin de la guérison réelle.

Le mode d'administration de l'eau minérale n'offre ici rien de particulier. Si les bains et les douches entrent avec avantage dans le traitement, la présence du chlorure de sodium contribue probablement pour une bien faible part à leurs vertus thérapeutiques. J'attache, plus peut-être que personne, une grande importance à ces précieux auxiliaires, et je les ai toujours considérés comme partie intégrante de la cure; mais ce n'est pas une raison pour rapporter aux principes minéralisateurs ce qui revient à meilleur droit à l'eau qui les tient en dissolution. Le traitement consiste surtout dans l'eau bue à la source. J'y joins souvent avec profit quelques verres d'eau de Sedlitz ou de Pullna pris tous les quatre ou cinq jours, dans le but de réveiller et de porter à un plus haut degré les effets purgatifs. Cette pratique réussit assez ordinairement, pour qu'on soit autorisé à en faire une règle presque générale. Les frictions sèches sur le bas-ventre et le massage local sont encore d'un bon emploi, pourvu que la maladie ne soit pas trop avancée.

Enfin, et j'indique ce fait sans y insister, l'eau de Hombourg est dans le nombre des médications palliatives auxquelles nous sommes contraints de recourir dans les cas désespérés. Lorsque le mal existe depuis un long espace de temps, et que par sa nature ou par sa durée, il ne laisse aucune chance à la guérison, on peut encore rendre aux fonctions digestives une activité momentanée par l'emploi très-restreint de nos eaux minérales. Prises alors, sans exiger du malade un déplacement inutile et à la dose d'un ou de deux verres durant un ou deux jours chaque semaine, elles contribuent à calmer les accidents les plus incommodes et seraient difficilement remplacées par d'autres médicaments.

Goutte.

Voilà bien long-temps qu'on demande à la matière médicale un spécifique contre la goutte, et l'insuccès des recherches entreprises n'a pas encore découragé tous les esprits. Est-ce des eaux minérales qu'il est permis d'attendre ce remède tant souhaité? Peu de goutteux dans le cours de leurs souffrances ont négligé de recourir aux bains dont on leur vantait l'efficacité. Nous avons donc des expériences en grand nombre, et il est douteux que l'avenir ajoute beaucoup à nos connaissances sur ce sujet. Grâce aux observations recueillies de toutes parts, on est dès à présent en droit d'affirmer qu'aucun bain n'a de vertus spécifiques; mais, en faisant la part des exagérations, on doit aussi reconnaître la fréquence comme la réalité des guérisons authentiques. Je ne connais pas, pour mon compte, une source minérale qui n'invoque à juste titre de pareilles observations; on n'en pourrait pas citer qui n'ait eu à enregistrer des cas malheureux où la médication a été responsable des plus fâcheuses conséquences.

Il faut donc apporter une circonspection extrême dans le choix des eaux à prescrire, et avoir toujours présente à l'esprit cette vérité surtout applicable ici: *primò non nocere.* Les indications seront prises et de la marche antécédente de la maladie et de la constitution du sujet et des circonstances accessoires. Pour comprendre à quel rang chacun de ces éléments doit intervenir, il est nécessaire de se bien représenter le mode d'action véritable des eaux minérales sur les goutteux qui les emploient.

Hombourg, je le dis hautement, ne guérit pas la goutte; ses eaux n'ont aucune de ces propriétés par lesquelles les chimistes espèrent dissoudre les concrétions locales, ou modifier l'état du sang en lui enlevant le principe même qui entretient la maladie. Mais si elles sont impuissantes contre l'affection, elles ne le sont pas également contre les obstacles qu'éprouve sa légitime évolution. La goutte en effet, comme un certain nombre d'affections chroniques, comme les hémorrhoïdes par exemple, ne compromet pas directement la vie; elle se concilie avec une sorte d'intégrité des principales fonctions, tant que réduite à un symptôme local, elle n'intéresse que certaines articulations. A ce degré, le plus simple de tous et en même temps le moins défavorable, ou nous restons spectateurs, ou nous modérons doucement la violence des atteintes. La crise passe ainsi après avoir suivi ses phases régulières, et la santé revient jusqu'à ce qu'une nouvelle attaque la suspende momentanément. On voit des goutteux souffrir tous les deux ou trois ans, pendant un mois ou deux, ou durant quelques semaines; l'extrême intensité de la douleur locale est le seul symptôme dont ils se plaignent, et ils y sont d'autant plus sensibles que sains d'ailleurs, et pleins de vie, ils supportent difficilement la soudaine irruption du mal et le repos auquel il les oblige. Cette forme de la maladie n'a rien à espérer des eaux de Hombourg; leur usage aggraverait les accidents; il accroîtrait l'état ou au moins la disposition pléthorique, redoublerait les vifs élancements et rapprocherait les attaques au lieu de les éloigner. Les eaux alcalines de Vichy prescrites à doses très-modérées sont alors efficaces, et comme elles déterminent des phénomènes tout contraires à ceux que provoquent les nôtres, leur heureuse influence serait une raison suffisante pour condamner les eaux chargées de chlorure de sodium.

La goutte ne consiste pas toujours dans des accidents si exactement circonscrits, et, pour être un état anormal, elle n'en a pas moins ses anomalies redoutables. Quand on veut entreprendre la cure d'un goutteux, le mieux est de se figurer l'affection comme une fonction acquise dont il est nécessaire de respecter les exigences, et de s'opposer seulement à ses déviations. C'est, j'en conviens un *postulatum* regrettable, mais l'expérience a tant de fois donné gain de cause à cette manière de voir, que le plus sage est de s'en contenter.

Toutes les fois que la goutte ne frappe pas son articulation favorite avec sa violence ordinaire, le médecin doit se tenir sur ses gardes, et craindre quelque accident. Si le tempérament n'a pas été modifié, si, la tendance à la pléthore étant la même, ces atteintes plus faibles sont en même temps plus fréquentes, s'il s'y joint quelques symptômes généraux, un malaise indéfini, une vague anxiété, on redoublera d'attention. Alors en effet, ou, le mal reprenant tout-à-coup son intensité, l'économie se sentira plus libre, ou ces phénomènes indécis se développant davantage, réclameront un nouveau traitement. Lorsque la constitution aura changé sous l'action de causes appréciables ou inconnues, que l'individu deviendra languissant, pâle, sans résistance contre la fatigue, la goutte se montrera toujours moins douloureuse, mais par contre elle perdra de sa fixité. C'est là sa plus dangereuse anomalie: on ne meurt pas d'un gonflement articulaire, on succombe sous le coup d'une maladie errante qui peut frapper des organes indispensables à la vie. Il faut donc à tout prix conjurer ces déplacements périlleux, et le seul moyen qu'on connaisse, c'est de rappeler la goutte à son point de départ.

L'abus des eaux alcalines contre lequel MM. Trousseau et Lasègue se sont élevés avec juste raison est une des causes qui contribuent à faire passer la maladie goutteuse de l'état fixe à l'état mobile. D'autres conditions, des maladies antérieures, un changement d'habitudes ou de régime produisent le même effet. Chez les individus atteints dans leur jeunesse et qui recueillent avant l'âge le triste héritage de leurs parents, la goutte est singulièrement disposée à ces erreurs de lieu, et tout le monde sait quel pronostic il faut porter le plus souvent.

Les eaux minérales de Hombourg rendent alors des services analogues à ceux que nous avons indiqués à l'occasion des hémorrhoïdes. Elles accélèrent ou augmentent la congestion locale et la ramènent, après la cure, à sa régularité pathologique. C'est là une de leurs précieuses réactions dont le médecin est seul appelé à juger l'importance, parce qu'il a seul prévu les dangers que le malade ne soupçonnait pas. Les bains doivent être mis en usage, ordonnés à de hautes températures, et si leurs effets ne répondent pas assez vite aux espérances, on les secondera par l'addition de la **Mutterlauge**.

Une difficulté cependant se présente, et comme elle revient à propos de toutes les maladies chroniques intermittentes, il convient de la signaler, sinon de la résoudre. Doit-on recourir à la médication par les eaux salines muriatiques, dans l'intervalle des accès, ou faut-il attendre leur venue pour essayer le traitement? Je ne doute pas que sous l'imminence d'une attaque prochaine, le résultat ne fût plus assuré. L'effort naturel n'a pas besoin alors d'être produit artificiellement; et dirigé vers son lieu, il s'y porte et ne demande qu'à recevoir une impulsion plus vive. Il en est de la goutte comme de l'écoulement menstruel que les emménagogues sont incapables de créer, quand la nature ne leur vient pas en aide. Mais quoique je tienne à poser la goutte comme une fonction pathologique, je ne lui attribue pas une périodicité comparable à celle des règles. Nous n'avons pas à la provoquer, nous voulons seulement empêcher qu'elle ne se déplace et n'entraîne de graves altérations. Or, s'il est démontré, et l'expérience le prouve, que l'état de la constitution suffit pour régulariser l'accès et le diriger convenablement, notre but est rempli, dès que la constitution est rentrée dans les conditions favorables. La même règle s'applique aux hémorrhoïdes, et peut être, quoique moins sûrement, à l'aménorrhée.

Il existe des cas plus rares, j'en conviens, où les eaux de Hombourg mériteraient presque le titre de moyens curatifs. Chez certains individus, l'affection goutteuse alterne en quelque sorte avec le flux hémorrhoïdal; la suspension ou l'insuffisance de l'évacuation habituelle rend les attaques plus vives, si elle ne les détermine. Ces faits, contestés aujourd'hui parce qu'ils sont en désaccord avec les opinions régnantes, n'en sont pas moins authentiques; j'en ai vu, et parmi les médecins qui exercent aux eaux minérales bien peu consentiraient à les nier. Lorsqu'il en est ainsi, on se rend facilement compte de l'action thérapeutique des eaux de Hombourg. Leur influence déjà notée sur l'abondance des hémorrhoïdes est aussi favorable à la goutte, qu'elle l'était à l'hypocondrie. On observe un très-petit nombre d'alternances assez prononcées pour qu'un accident supprime l'autre; mais, à un moindre degré, on voit souvent la goutte varier, diminuer ou s'accroître, suivant que l'écoulement hémorrhoïdal concomitant procède ou non avec régularité.

Je passe sous silence les désordres gastriques auxquels les goutteux deviennent sujets à la longue; y insister serait revenir sur les maladies de l'estomac. Les difficultés de digestion, les anorexies invincibles sont certainement une des plus graves complications de la maladie principale, et réclament à ce titre un traitement énergique. On raconte partout des histoires d'individus qui, ayant échangé le luxe et les délicatesses de la table contre un régime grossier, ont été guéris sans récidive. On pourrait rapporter un plus grand nombre de cas où le dégoût pour les aliments, en rendant l'alimentation insuffisante, a changé le caractère de la goutte et de douloureuse, mais bénigne qu'elle était, l'a faite indolente et mortelle.

Rhumatisme chronique.

Les distinctions précédentes conviennent sauf quelques restrictions au rhumatisme chronique. Jusqu'à ce jour, un petit nombre de rhumatisants est venu à Hombourg chercher la guérison. Les établissements de bains n'étaient qu'un accessoire de la cure et ne soutenaient pas le parallèle avec ceux de Wiesbaden. Aujourd'hui cet obstacle a disparu, et je ne doute pas que le nombre des malades affectés de rhumatismes ne s'accroissent notablement. Je serai très-court sur ce sujet, les observations que j'ai été à même de recueillir n'étant pas en suffisante quantité, pour me permettre d'en tirer aucune conclusion nouvelle.

Tous les principes établis par les médecins éclairés de Wiesbaden et de Kreutznach sont applicables aux bains de Hombourg. La composition chimique des eaux donne à reconnaître des éléments analogues; les nôtres plus riches en chlorure de sodium sont déjà plus actives et l'addition des eaux mères que nous fournissent surabondamment les salines double encore et décuple au besoin leur énergie.

Quand l'affection rhumatismale fixée sur les muscles ou sur les articulations s'accompagne de douleurs aiguës, de rougeur, de gonflement et de fièvre même peu vive, il est utile de recourir aux sources tempérantes dans lesquelles les principes minéralisateurs ont moins d'influence que la douce température du liquide. Lorsqu'au contraire, le mouvement devient de plus en plus difficile, sans apparence de travail inflammatoire, que les articulations peu mobiles tendent à se souder, l'indication à laquelle on obéit consiste à changer la nature du mal en remplaçant cette lente désorganisation par une activité plus grande. La sécrétion synoviale d'abord tarie ou imparfaite reprend de nouvelles forces sous l'influence de l'afflux sanguin que le traitement a provoqué.

De là, l'emploi des douches, toutes les fois que le mal est exactement circonscrit, celui des bains généraux, s'il menace d'envahir des articulations préservées jusqu'alors, ou atteintes très-légèrement. L'élévation de la température, l'adjonction de substances fortement stimulantes concourent au même but et se réunissent dans nos bains aux degrés et aux proportions que nous jugeons utiles. L'organisme s'accoutume si promptement aux bains, même quand ils sont composés de manière à solliciter les plus hardies perturbations, qu'un remède toujours identique finit par être insignifiant. L'hydrothérapie ne nous donne-t-elle pas la mesure de la tolérance et de sa facilité? Aussi j'attache une grande importance à la Mutterlauge dont nous élevons graduellement les doses, et qui nous permet d'opposer à l'habitude croissante un médicament qui s'accroisse avec elle.

Chlorose et Troubles de la Menstruation.

Nous avons contre la chlorose un remède dont personne aujourd'hui ne conteste l'efficacité. Les préparations ferrugineuses sont devenues d'un usage si vulgaire, que beaucoup de jeunes filles l'emploient sans croire nécessaire de recourir à l'avis d'un médecin. On sait comment guérissent les pâles couleurs; et dès que les lèvres pâlissent, que les règles coulent moins abondantes, on a la même confiance dans la sûreté du diagnostic que dans l'opportunité du traitement. Ces opinions, vraies à quelque degré, comme toutes les croyances populaires, ont aussi leur part de dangers et d'erreur. Le fer n'est pas un des médicaments inoffensifs qu'on ordonne pour masquer l'expectation et tromper l'impatience des malades. Donné hors de propos, il peut compromettre la santé d'une manière irrémédiable; prescrit suivant les justes indications, mais mal administré, il ne rend pas les services qu'on était en droit d'en attendre.

Hombourg possède une source désignée sous le nom de Stahlbrunnen, qui riche en principes ferrugineux compte les plus heureux succès dans certains états chlorotiques. J'indiquerai sommairement les circonstances où il semble surtout profitable d'y recourir.

La chlorose est-elle franche, accompagnée des signes distinctifs qu'un examen complet a permis de reconnaître, est-elle exempte de complications nerveuses, sans violentes gastralgies, les préparations de fer sont à peu-prés indifférentes; si les douleurs gastriques surviennent dès le début, si la malade a de ces dépravations bizarres assez fréquemment observées pour qu'on ait pu donner un nom à chacune d'elles, le fer est soumis comme les aliments aux caprices de l'estomac. C'est alors qu'on demande aux substances toniques et amères d'aider le remède spécifique dans son action; on l'associe avec tous les fortifiants que fournit la matière médicale: la nature l'associe à Hombourg avec le chlorure de sodium. Or il suffit de se représenter les principales propriétés du sel telles que je les ai déjà exposées, pour prévoir les services que cette combinaison est en mesure de rendre.

La première nécessité est d'atteindre promptement des doses assez hautes et de solliciter leur rapide absorption sans nuire aux fonctions digestives déjà plus ou moins perverties. L'eau du Stahlbrunnen est assez riche en principes minéralisateurs pour soutenir à son avantage le parallèle avec les eaux les mieux réputées; son goût est plus supportable que celui de beaucoup d'autres sources: le fer masqué par les autres éléments qui sont aussi dissous en notable quantité ne laisse pas dans la bouche la saveur d'encre qu'on a justement reprochée à certaines eaux ferrugineuses. C'est déjà par ce seul fait un moyen précieux qui permet au médecin de vaincre la répugnance des malades dans les cas où elle serait le seul empêchement à la prolongation de la cure.

Mais le dégoût et le caprice n'opposent pas à l'usage du fer les plus fâcheux obstacles. Souvent même chez les femmes désireuses de guérir à tout prix, l'estomac résiste; des crampes douloureuses, de pénibles tiraillements nous imposent l'obligation de suspendre le remède. En continuer l'emploi ce serait bientôt détruire l'appétit, restreindre d'autant l'alimentation et par là nuire à la réparation indispensable du sang. Le chlorure de sodium en donnant à l'appareil digestif des forces nouvelles, en modérant la tendance aux gastralgies, qu'elles soient ou non les suites de la chlorose, prévient tous ces accidents. Par son action locale, il contribue donc à assurer la médication, il l'aide encore davantage par son action générale.

Les eaux de Hombourg, ainsi que je le disais en traitant de leurs propriétés générales, conduisent à la pléthore les individus déjà prédisposés; on ne les prescrirait pas sans inconvénients aux hommes d'un tempérament sanguin. Elles sont au contraire efficaces contre l'anémie; or, qu'y a-t-il de plus semblable à l'anémie que la chlorose ou commençante ou confirmée. Les causes sont les mêmes, les symptômes ont des analogies si frappantes, qu'on a taxé d'erreur la distinction de ces deux états morbides. N'est-on pas en droit de supposer qu'un médicament propre à combattre l'anémie donnera de bons résultats dans le traitement des chlorotiques? L'expérience a confirmé surabondamment les prévisions de la théorie. Le chlorure de sodium agit dans le même sens que le fer; comme lui, il contribue à rendre au sang les globules dont la maladie l'avait privé, comme lui il appartient aux toniques destinés à reconstituer le fluide sanguin et à fortifier ainsi toute l'économie.

Ce n'est pas que ces deux substances puissent indifféremment être remplacées l'une par l'autre; chacune d'elles a ses vertus propres qu'il faut se représenter, si l'on veut les faire contribuer, dans leur juste mesure, à la guérison.

Les composés ferrugineux sont plus efficaces contre la chlorose qui n'est pas, quoiqu'on puisse prétendre, identique avec l'anémie; ils opèrent plus vite et par suite plus sûrement. Malheureusement il existe des contre-indications, et certaines dispositions organiques s'opposent à l'emploi d'un remède que réclamerait d'une autre part la maladie. Outre les antipathies trop réelles de l'estomac, la tendance aux congestions sanguines du côté de l'appareil pulmonaire, qu'elle se soit, ou non manifestée antérieurement par des hémorrhagies, interdit l'usage du fer à haute dose. Qui ne sait, en effet, parmi les praticiens, combien il serait nuisible pour les sujets prédisposés à la phthisie d'abuser de ce médicament. Chez un sujet sain d'ailleurs, le fer administré hors de propos entraine ou des hémoptysies ou du moins une oppression et une plénitude du poumon qui en sont le premier degré.

Le chlorure de sodium provoque également outre la pléthore générale des pléthores locales auxquelles on doit porter une grande attention. Le sang, augmenté dans sa quantité ou modifié dans ses qualités, se porte de préférence vers quelques points; mais ce n'est plus à l'appareil thoracique qu'il abonde. L'utérus, les ovaires, les hémorrhoïdes, lorsqu'elles sont devenues un appareil supplémentaire, les organes abdominaux sont le siège de ces congestions. J'ai soigné des femmes qui, sous l'influence de quelques verres d'eau de Hombourg puisée à la source de l'Empereur, voyaient apparaître leurs règles long-temps avant l'époque ordinaire. Toutes celles qui de leur nature sont abondamment réglées auraient à redouter de graves hémorrhagies, si l'on ne prenait durant la cure de suffisantes précautions.

Ainsi voilà deux produits analogues en quelque façon, au point de vue thérapeutique, mais qui sous d'autres rapports, diffèrent assez pour assurer à chacun des vertus spéciales. Le chlorure de Sodium aidera utilement l'action du fer, sans accroître ses inconvénients qu'il tendrait plutôt à diminuer.

Il est des cas où les différences que je viens de signaler devront engager le médecin à s'abstenir du fer et à recourir exclusivement aux eaux salines muriatiques. Je veux parler de ces malades chez lesquelles on soupçonne plutôt qu'on ne reconnaît la chlorose, qui, mal ou médiocrement réglées, languissantes, sont en même temps réfractaires à l'influence du meilleur antichlorotique. On rencontre trop souvent des jeunes filles qui, soumises pendant des semaines ou des mois entiers à la médication ferrugineuse, n'en ont éprouvé aucun avantage. Le teint avait semblé reprendre quelque fraîcheur, il est revenu bientôt à sa pâleur primitive; les fonctions surexcitées un moment n'ont pas gardé leur tonicité artificielle; la respiration est moins facile, souvent même une toux légère s'ajoute aux autres accidents. A ces symptômes on reconnait qu'il est temps de s'abstenir. Pousser plus loin le traitement, ce serait s'exposer aux chances les plus fâcheuses. Les chloroses ainsi rebelles n'ont de la maladie que la grossière apparence, elles cachent l'invasion imminente ou déjà commencée des tubercules pulmonaires. Quand le fer pris en temps suffisant pour l'expérience n'amène aucun bon résultat, il y a lieu de craindre qu'il ne nuise, et de choisir un autre mode de traitement.

Nos eaux salines muriatiques me semblent alors convenir aux indications. Elles n'entretiennent pas l'afflux du sang vers la poitrine, et cependant elles agissent d'une manière favorable sur la débilité générale; leur emploi d'ailleurs facile sera continué longtemps. Tandis que la chlorose véritable s'amende rapidement à la manière des maladies aiguës, la fausse chlorose rentre dans le cadre des prédispositions tardives à s'améliorer. On ne saurait apporter à la cure trop de ménagements: plus la pléthore que nous développons à l'aide de moyens empruntés à la matière médicale est promptement survenue, plus il y a danger qu'elle ne dégénère en congestions partielles. Il faut donc procéder lentement, craindre le succès presque au même degré que l'impuissance, examiner chaque jour l'état des organes thoraciques, afin de s'arrêter à temps. La cure non purgative est, on le comprend, la seule à laquelle il convienne de recourir.

Les moyens auxiliaires seront l'objet d'une égale attention; l'air est vif à Hombourg: la vaste plaine qui s'étend aux pieds du Taunus et descend vers le Mein, ouvre un trop vaste horizon pour les malades disposés à la phthisie. On conseillera l'habitation dans les rues de la ville que protège la montagne; on choisira pour les promenades les allées couvertes, on conseillera l'exercice modéré du cheval, on veillera à l'observation des préceptes hygiéniques auxquels on ne saurait donner trop d'importance. Est-il nécessaire d'ajouter que si l'état de la poitrine n'inspire aucune inquiétude, les précautions précédentes seront hors de propos, et que tout au contraire il faudra profiter du grand air de la plaine, et ajouter aux fortifiants que nous donnent les sources ceux que fournit la nature dans un pays heureusement situé.

Maladies de la Peau, Scrophules, Syphilis.

On sait combien de classifications des maladies cutanées ont été successivement admises et repoussées. Faites au point de vue du diagnostic, elles ont apporté trop peu de lumières au traitement, pour que je doive les prendre pour guides. La vieille division en dartres sèches et humides moins savante, moins exacte, j'en conviens, s'accommode bien mieux aux convenances thérapeutiques.

Les individus que poursuit depuis longtemps une maladie souvent rebelle épuisent volontiers la série des eaux minérales. Si un bain leur a procuré quelque soulagement, ils espèrent encore mieux d'un autre, et détruisent ainsi à plaisir l'amélioration dont une plus grande persévérance aurait été récompensée. Il faut que celui qui veut guérir, ici plus qu'en toute occasion, consacre un long temps à sa cure, qu'il y revienne à plusieurs reprises et ne se laisse pas décourager par un insuccès apparent.

Les eaux calmantes et douces produisent de prime abord les effets qu'on est en droit d'en attendre; ont-elles été inutiles, elles ne deviendront pas avantageuses quelque insistance qu'on y apporte. Les eaux actives excitantes, irritantes même comme celles de Hombourg, aggravent en général l'état du malade qui s'y soumet, avant de donner aucun bon résultat. Des bains qui produisent sur la peau des personnes saines des éruptions, qui modifient si énergiquement et surexcitent les fonctions cutanées, ne peuvent pas adoucir des affections aiguës ou modérer leurs symptômes. Leur mode d'action est de ceux que les thérapeutistes ont désigné sous le titre de *substituteurs;* ils remplacent une inflammation par une autre. Or, le malade peu apte à juger les profits d'un semblable changement ne voit que le fait qu'il peut apprécier, la vivacité nouvelle de l'éruption. Rarement il se décide à attendre que la métamorphose soit entièrement accomplie, et de là les déceptions qu'on impute au remède, quoiqu'elles ne proviennent pas de son emploi.

S'il est vrai, et la chose me semble hors de doute, que tel soit le procédé curatif de nos eaux minérales, elles ne s'appliquent pas avec des chances semblables à toutes les formes d'affection. Plus le mal tend à la forme chronique, moins il a d'acuité dans sa marche et plus il a de ténacité, plus aussi des bains stimulants auront la puissance de l'amender. Les dartres sèches sont de toutes les plus persistantes, une fois établies; elles restent presque toujours stationnaires et les moyens adoucissants n'ont sur elles aucune influence. L'indication est alors de recourir à une médication qui transforme s'il se peut la lésion, et lui en substitue une plus facile à guérir.

A ne s'en tenir qu'aux classifications précises, de pareilles permutations semblent inadmissibles. Chaque maladie forme une unité invariable et il n'y a pas plus d'espoir de la faire passer dans un autre cadre, que de changer une pneumonie en une diarrhée. Les faits ne sont pas d'accord avec des règles ainsi posées. Le dartreux est sous le coup d'une prédisposition aux altérations cutanées; chez la plupart cette prédisposition se révèle dans des lieux différents et sous des formes variables, leur constitution les rend aussi plus susceptibles de ressentir les effets d'un médicament dont les effets naturels se manifestent par des accidents éruptifs.

Nos eaux envisagées dans leurs propriétés générales ne jouissent d'aucune vertu spécifique; administrées en bains, aidées par l'adjonction si efficace de la Mutterlauge, elles font seulement ce que peut être auraient fait de même les eaux fortement sulfureuses. Elles agissent utilement contre les maladies de la peau languissantes, atoniques, et conviennent par conséquent même aux dartres humides, lorsqu'elles présentent ces caractères.

Là se réduirait leur indication, si la lésion locale était toute la maladie. Mais qui ne sait quels rapports intimes unissent à l'ensemble de la constitution les symptômes extérieurs. La fluxion se fait vers la peau aux mêmes conditions que vers l'intestin ou vers les autres membranes sous l'influence d'une sorte de *molimen* qui ne vient pas toujours de l'organe affecté. Chez les femmes, l'époque menstruelle, la gestation, toutes les révolutions naturelles de l'organisme, chez les hommes tous les états pathologiques généraux ont leur traduction expresse dans les accidens dartreux. Ils les calment ou les animent, ils les font disparaître, ou les réveillent après un semblant de guérison. Les dermatologues eux-mêmes, en recourant à des médications intérieures, reconnaissent la réalité de ces influences.

A Hombourg nous disposons d'un double moyen: par les bains nous cherchons à modifier les altérations locales, par l'eau bue à la source, nous produisons dans l'économie une révolution favorable ou nuisible. Examinons rapidement les cas les plus communs qui se présentent au médecin.

Un malade a souffert de gastralgies tenaces, ses digestions ont été entravées, sa santé tout entière a subi de fâcheux dérangements, une maladie éruptive survenant par un effort naturel guérit l'estomac; un mieux-être général en résulte. Guérir l'affection de la peau ce serait rappeler au grand désavantage du patient celle à laquelle elle s'est substituée. Les eaux salines muriatiques sont alors d'un bon usage; elles opèrent à la fois en améliorant les organes digestifs et en combattant la lésion cutanée. C'est un remède curatif et prophylactique; toutes les eaux excitantes n'auraient pas également répondu à l'indication. Les goutteux offrent souvent de ces alternatives, ceux surtout chez lesquels la goutte se laisse deviner plutôt qu'elle ne s'accuse par des signes évidents.

Lorsque la maladie de la peau parait tenir à l'insuffisance de la menstruation, ou que du moins elle est sous sa dépendance, nous obtenons encore de favorables résultats.

Une des classes d'affections cutanées qui guérissent le plus sûrement à Hombourg, c'est celles qui reconnaissent pour cause le tempérament ou mieux encore, comme disaient les anciens, le vice scrophuleux. Les enfants dont la constitution déjà détériorée offre quelques uns des attributs de la scrophule sont sujets à des éruptions eczémateuses dont la persistance n'est que trop connue. Outre les inconvénients d'une maladie chronique à un âge où le développement physique réclame toutes les forces de la santé, le mal affecte souvent un siége qui augmente encore le danger. L'éruption se fait aux environs des membranes muqueuses, sur le bord des paupiéres, près de l'orifice extérieur de l'oreille; si elle gagne seulement en étendue, des organes essentiels sont lésés et des traces indélébiles défient tous les moyens de traitement.

Ici les médications calmantes seraient hors de propos; il faut et remédier aux accidents et prévenir leurs perpétuelles récidives, en donnant à la constitution la vigueur qui lui fait défaut. Je ne sais pas de moyens plus efficaces à opposer à la scrophule que les eaux salines muriatiques secondées par les eaux-mères. Les bains de Kreuznach sont justement réputés dans toute l'Allemagne, et ceux que nous prescrivons à Hombourg composés des mêmes principes jouissent d'une égale efficacité. L'eau prise à l'intérieur, en excitant l'appetit, en facilitant la digestion et l'assimilation des aliments, complète la cure. Les enfants scrophuleux trouvent aux établissements d'eaux minérales tout ce qui peut améliorer leur état, une médication puissante, des conditions hygiéniques extrêmement favorables.

La syphilis invétérée, après qu'elle a résisté au traitement mercuriel le mieux entendu, finit quelquefois par laisser des maladies de la peau réfractaires à la plupart des remèdes et qui présenteront plus d'une analogie avec les affections scrophuleuses. Le caractère spécifique a disparu, mais les lésions sont restées. Si l'on s'en tient obstinément à l'emploi des mercuriaux, loin d'améliorer les choses, on les aggrave. Les intestins ne résistent pas à ces traitements prolongés outre mesure; une diarrhée peu abondante mais de mauvaise nature s'établit et le malade a désormais à guérir du traitement et de la maladie. J'ai eu l'occasion d'observer plusieurs cas de ce genre où le succès a dépassé toutes mes espérances. Il m'a fallu recourir à des doses extrêmes et garder aux eaux les malades bien au delà du temps que les habitudes ont fixé.

Les douches d'eau chargés de Mutterlauge sont ici un des auxiliaires les plus puissants. A l'excitation qui résulte des principes médicamenteux se joint celle de la douche elle-même. Les affusions locales, quand la lésion est circonscrite, répétées à doses croissantes, cinq ou six fois dans la journée, contribuent aussi à hâter la guérison.

Les vertus des eaux de Hombourg, pour le traitement des maladies de la peau, sont peu répandues et le nombre des personnes qui y ont recours est encore trop limité. Je ne doute pas cependant qu'elles ne finissent par attirer beaucoup plus d'individus tourmentés par de semblables affections, parce qu'elles appartiennent réellement aux moyens les plus efficaces dont dispose la thérapeutique.

Appendice.

SOMMAIRE.

Situation, climat, détails historiques, gouvernement, population, ville, sources et parc, orangerie, jardins, château et parc, Kursaal et jardin, bals, fêtes, concerts, jeux, orchestre, journaux, restaurant, Café-Divan, bains, théâtre, chasses, saison d'été, saison d'hiver, hôtels, maisons meublées, tables d'hôte, restaurants, café, billards, domestiques, commissionnaires, marchands, cabinet de lecture, fiacres, voitures au jour et au mois, chevaux de selle, ânes, culte, police, poste aux lettres, monnaies, promenades, tir au pigeon et au pistolet, excursions, voies de communication avec Francfort et l'étranger.

Hombourg-ès-monts, capitale du Landgraviat de Hesse-Hombourg, résidence du Landgrave souverain, est une petite ville de six mille habitants, située à quatorze kilomètres au nord de Francfort-sur-le-Mein, à l'extrêmité orientale de la chaîne du Taunus, au milieu des sites les plus romantiques.

L'air qu'on y respire est vif et sec. Aussi les maladies inflammatoires y sont-elles fréquentes et les fièvres intermittentes très-rares. On n'y voit que peu souvent des scrophules et des phthisies.

Le Landgraviat de Hesse-Hombourg fait partie des états de l'Allemagne réunis sous le nom de Confédération-Germanique. La maison qui gouverne cet état est une des plus anciennes familles de l'Allemagne. Au seizième siècle, la Hesse proprement dite, fut partagée en quatre branches. A l'une de ces branches échut la ville de Hombourg et son territoire, qui fut augmenté, au congrès de Vienne, du bailliage de Meisenheim dans le Rheingau. Le gouvernement est monarchique, et réside dans la personne du Landgrave assisté d'un conseil de régence. Le Landgrave actuel est le prince Gustave Frédéric, qui vient de succéder à son frère le Landgrave Philippe Auguste, décédé le 15 décembre 1846. La population de l'état s'élève à 25,000 habitants.

La ville aujourd'hui presque entièrement neuve et toute coquette est bâtie sur une colline dont le château du Landgrave occupe la partie la plus élevée; de cette éminence. la haute tour blanche de la cour du château signale au loin Hombourg que l'on aperçoit, au sortir de Francfort, délicieusement assis au milieu de riches plaines et comme adossé à la montagne qui le protège contre les vents du Nord.

Les rues en sont belles, bien percées et bien pavées; de grands et beaux hôtels, beaucoup de maisons particulières bien bâties, bien aérées, garnies de mobiliers dans le goût moderne, offrent aux étrangers qui viennent y chercher la santé toutes les ressources d'une grande ville, grâce surtout à la facilité d'approvisionnement que lui procure le voisinage de Francfort. A Hombourg, mieux que partout, l'opulent trouve à satisfaire ses goûts, et l'homme modeste, que le seul intérêt de sa santé y amène, y rencontre une retraite confortable à la portée de ses revenus.

Sources.

Il faudrait remonter à la plus haute antiquité pour préciser l'époque où furent découvertes les sources salées de Hombourg. Longtemps les salines donnèrent un revenu considérable à l'état; mais après bien des vicissitudes. l'extraction du sel fut abandonnée.

Au commencement de ce siècle, lors de l'occupation française, les sources furent employées comme moyen curatif; et l'on continua les mêmes essais dans les années 1823 et 1824. Plus tard, les médecins de la localité renouvelèrent ces tentatives; et leurs efforts et les succès obtenus joints à la beauté du site et à la salubrité de l'air y amenèrent un assez grand nombre d'étrangers.

Depuis, la découverte de nouvelles sources plus minéralisées encore que les anciennes, divers travaux adressés aux corps savants sur l'emploi de ces nouveaux agents médicaux, des monographies consciencieusement écrites et des cures nombreuses ont fini par attirer la foule et ont placé Hombourg au premier rang parmi les bains les plus réputés de l'Allemagne.

Les quatre sources minérales de Hombourg sont situées à cinq minutes de distance de la ville, dans un parc dessiné avec goût où l'on arrive par des allées ombreuses, sablées, garnies de bancs et offrant une promenade agréable et variée.

Chacune de ces sources, peu distantes les unes des autres, est renfermée dans le centre d'un bassin en pierre qu'entourent d'élégantes balustrades, des platebandes ornées de fleurs, d'arbrisseaux et de plantes rares.

La Source Louis est située le plus à gauche du parc, au milieu de hauts peupliers; elle occupe un bas-fond environné de pans de verdure en amphithéâtre qui l'encadrent d'une manière toute pittoresque.

Cette source était autrefois très-capricieuse; tantôt elle coulait abondante et claire, tantôt au-dessous de son niveau, elle ne fournissait que de l'eau trouble. On s'est depuis décidé à tenter un sondage artésien sur le même emplacement, et ces efforts ont été couronnés du plus grand succès. Aujourd'hui, cette source naguère abandonnée, fournit pour plus de mille bains par jour, une eau claire, limpide et pétillante dont la composition la rapproche beaucoup de celle de la source principale.

Elle présente un phénomène très-remarquable auquel on a donné le nom de Sprudel. C'est une élévation et un abaissement successifs de son niveau. Tous les quarts d'heure, on voit l'eau s'élancer folle et agitée avec des bouillonnements dus au dégagement du gaz acide carbonique; et lorsque cet excès de gaz s'est répandu au dehors, elle redevient calme peu-à-peu pour présenter quelques instants après la même agitation.

C'est ordinairement par l'eau de cette source que l'on commence la cure.

La source de l'Empereur, située à l'extrêmité de l'allée des peupliers, vis-à-vis du vieux Kursaal, où aujourd'hui deux peintres renommés ont établi leurs ateliers, est le résultat d'un forage artésien conduit jusqu'à la profondeur de 135 mètres.

L'eau est claire et limpide, malgré l'agitation que le dégagement du gaz lui communique; sa saveur est piquante, fortement salée, et laisse dans l'arrière-gorge un goût d'encre assez prononcé.

Cette source est, de toutes, la plus minéralisée, et ne doit jamais être administrée qu'avec prudence et les plus grands soins.

Les eaux de la source Louis et celles de la source de l'Empereur se réunissent dans un bassin commun, de construction parfaite avec ciment romain. Ce bassin, dont la contenance est de mille bains, se remplit dans moins de 24 heures. Quatre pompes y puisent, chaque jour, l'eau nécessaire pour le service des bains salés.

La double allée de peupliers, qui conduit de la source de l'Empereur à la source Elisabeth, sert de promenade habituelle aux buveurs.

La source Elisabeth est la plus fréquentée et celle qui la première a établi la réputation de Hombourg.

Cette source est très-abondante, et donne 11600 litres d'eau dans les 24 heures. Le dégagement du gaz acide carbonique la fait bouillonner à sa surface; elle cause des nausées, quand on la boit pour la première fois, mais bientôt l'habitude la rend presque agréable au goût.

Quand on laisse s'échapper le gaz qui l'agite dans le verre, on voit se précipiter un sédiment ocré, rouge jaunâtre, composé des carbonates de chaux, de magnésie et de fer.

C'est près de la source Elisabeth qu'est placé le kiosque où tous les matins, pendant la saison des eaux, l'orchestre du Kursaal exécute des symphonies. A côté s'élève la vaste orangerie qui sert de promenade couverte et d'abri aux buveurs, en cas de pluie. Ce superbe bâtiment voit s'étendre à ses alentours de charmantes promenades, coupées par des gazons et des plates-bandes couvertes de fleurs. Çà et là se produisent des accidents de terrain, au milieu d'eaux courantes artistement emprisonnées dans des bassins, et s'écoulant dans de jolies rivières traversées par des ponceaux pittoresques. Tous les ans le jardinier de cet établissement, justement renommé dans la contrée qui compte elle-même tant d'amateurs de l'horticulture, sait créer de nouvelles fantaisies dont les arrangements bien entendus récréent la vue.

Le matin, dans la saison, de six à huit heures, la physionomie des sources présente un aspect tout à la fois curieux et plein de charmes. C'est vraiment l'instant de la journée où Hombourg est le plus brillant, et tout-à-fait à la hauteur de sa réputation. Mille à douze cents personnes de tout âge, de toute condition s'y pressent à l'envi, venant demander à la source, avec la conviction de la foi, le retour de leur santé altérée; et à la vue d'une foule si nombreuse, on éprouve un sentiment de reconnaissance pour l'administration intelligente qui a pourvu à tous les désirs et à tous les besoins. Chaque année voit éclore de nouveaux projets; chaque année, le parc des sources, déjà si remarquable, offre à ses habitués des améliorations nouvelles que l'esprit le plus exigeant n'aurait pas su prévoir.

La source ferrugineuse est située près de la source de l'Empereur et du côté de la vaste prairie autour de laquelle serpentent les allées les plus éloignées. L'eau est claire. agitée et bouillonnante par l'effet du gaz; sa saveur est piquante, ferrugineuse, et le goût de sel est moins prononcé.

Cette eau est une des plus fortement chargées de fer que l'on connaisse. Aussi est-elle presque un spécifique pour les affections dans lesquelles le fer est indiqué, et seule elle eût suffi pour fonder la renommée de Hombourg.

Le parc des sources, qui se recommande par tant d'agréments et d'élégance, est situé dans un vallon couronné de collines dont les unes sont cultivées et les autres chargées de verdure. Partout se présentent à l'œil des allées riantes dont plusieurs contiennent, sur leurs bas-côtés, de charmantes villas pour les familles qui recherchent le voisinage des fontaines et l'aspect d'une campagne pittoresque offrant dans le lointain les perspectives les plus étendues.

Des filles de service à chaque source présentent l'eau aux buveurs. Il est d'usage de leur donner une légère retribution, à la fin de la cure.

L'exportation de l'eau à l'étranger est très-considérable. Elle a été cette année de plus de 300,000 cruchons ou bouteilles.

Château.

Le château, environné d'un parc magnifique, est un très-vaste bâtiment construit sur une colline dominant la ville et consistant en plusieurs corps de logis et vastes dépendances. Le Landgrave Frédéric II, à la jambe d'argent, le vainqueur de Fehrbellin (18 Juin 1675) fit en 1680, commencer cet édifice à la place du vieux Hohenbourg, qui fut brûlé pendant la guerre de trente ans.

Dans la cour intérieure, s'élève une tour blanche haute de 60 mètres, reste de l'ancien château. Sous l'escalier est scellée dans le mur une pierre votive romaine découverte dans les décombres de Saalbourg. Du haut de la tour, l'œil embrasse le plus vaste horizon.

L'intérieur du château appelle l'attention des visiteurs; il renferme une longue suite d'appartements meublés avec goût. Parmi les objets les plus dignes d'intérêt, on remarque la salle où sont exposés les portraits des principaux chefs de la famille souveraine; une autre salle contient une collection d'anciennes armures et des fragments d'antiquités romaines. La chapelle réunit dans ses caveaux les sépultures des Landgraves.

Les étrangers obtiennent facilement la permission de visiter les bâtiments et les curiosités de cette résidence.

Kursaal.

En 1841, la nouvelle administration des eaux, pleine de confiance dans les vertus des sources minérales, n'a pas hésité devant les énormes sacrifices qui lui étaient imposés. Elle a remplacé l'ancien Kurhaus par un Kursaal, édifice qui, par son élégance et sa distribution, est sans contredit le premier de toute l'Allemagne.

L'architecte royal de Bavière, M. Métivier en a fait les plans; les admirables décorations sont de M. Conti, les ouvrages en stuc des frères Viotti de Milan, et partout le luxe de l'ameublement répond à la richesse des peintures.

Ce bâtiment a 70 mètres de façade et 30 mètres de profondeur. Situé au centre de la ville, il n'est séparé de la rue principale que par un square orné de parterres et entouré d'une centaine de beaux orangers. Sa position sur une petite colline qui domine les environs lui donne une majesté que l'on chercherait vainement ailleurs.

Il présente à l'entrée un superbe péristyle et un vestibule à l'instar des grands palais d'Italie. Le centre du bâtiment est occupé par la grande salle de bal qui sépare les deux ailes. Le vestibule supporte sur une voûte plate un magnifique salon, admirablement décoré, nommé le salon des Princes, et communiquant à la tribune du Landgrave qui donne sur la salle de bal. Ce salon est réservé pour les réunions privées et les concerts des artistes distingués qui viennent s'y faire entendre.

La grande salle de bal a 30 mètres de long sur 15 de large et 12 de hauteur. A chaque extrémité, règne un double rang de colonnes d'un aspect imposant; les colonnes d'en bas sont en marbre de Nassau et les colonnes supérieures ainsi que les murs sont en stuc marbré, ouvrage des meilleurs artistes d'Italie. La loge des Princes, ornée de riches tentures, communique avec le salon du même nom auquel on arrive par un bel escalier. Des deux tribunes, l'une est destinée à la musique et l'autre au public.

Cette salle peut contenir près de mille personnes. Le plafond est peint en fresques brillantes, dans le goût de la renaissance. Elle est éclairée dans sa longueur par un double rang de fenêtres et par des portes battantes qui s'ouvrent sur la terrasse et offrent aux yeux ravis la perspective des bois et des montagnes.

L'aile gauche contient les salons de conversation, trois salles pour les jeux de trente et quarante, de roulette et de commerce, et le cabinet de lecture. L'aile droite est tout entière destinée à la restauration et au café. Elle renferme une vaste salle à manger où une table d'hôte de cent couverts est servie à la française, dans l'été à 1 heure et à 5 heures, et dans l'hiver, seulement à 5 heures; une salle pour les dîners particuliers et à la carte servis à toute heure; un café-divan pour les fumeurs.

Le restaurant est confié à M.r Herrmann dont le mérite connu appelle à la table du Kursaal la clientèle la plus choisie.

Sur la façade tournée du côté du jardin anglais, nommé jardin du Kursaal, s'étend une large terrasse pavée en asphalte, communiquant avec la salle de bal et les ailes. Plus de 300 personnes peuvent s'y asseoir à l'aise et contempler de là les forêts et les plaines voisines.

Un grand et bel escalier, des pentes bien ménagées conduisent au jardin; à droite s'élève le kiosque élégant où l'orchestre exécute, deux fois par jour, les symphonies dont le programme a indiqué l'ordre.

Le Kursaal, dont la construction coûteuse semblait, au point de vue financier, presque une folie, a puissamment concouru au développement de Hombourg. La témérité des fermiers a excité la rivalité de ceux que leur croyance dans les vertus salutaires des eaux engageait dans des entreprises hasardeuses, et l'on doit à cette heureuse impulsion la construction des maisons nouvelles qui encadrent cet édifice.

Le succès a justifié tous les calculs. Hombourg a su attirer dans ses charmantes villas les familles étrangères; et le Kursaal, lieu de repos et de plaisirs pour les baigneurs, devient en hiver le point de réunion d'une société aussi animée, mais moins nombreuse qui, ne demandant plus à Hombourg ses vertus curatives, y trouve, durant les longs jours de cette saison, les distractions du jeu, de la musique, de la danse, de la lecture et de la conversation.

Evitant la mesquinerie des autres entreprises de bains, et asseyant sa spéculation sur des bases plus larges, l'administration nouvelle n'exige des étrangers aucune rétribution pécuniaire. L'entrée des bals qui ont lieu par invitation est gratuite, ainsi que la lecture des journaux de toute l'Europe. L'orchestre justement renommé est entretenu aux frais des fermiers et l'avantage de la banque contre les joueurs a été diminué de moitié, ce que n'a osé faire jusqu'ici aucune des banques rivales.

C'est surtout pendant l'hiver que le Kursaal, situé au centre de la ville et chauffé par de nombreux calorifères, prend la physionomie d'une habitation vraiment féerique. Une fois entré dans ce palais, on y rencontre une société choisie, car l'hiver l'administration s'est réservé le droit d'admission. Les salles de jeux de hasard et de commerce, le cabinet de lecture, les salons de conversation, la musique chaque soir, les bals, les fêtes de tout genre, le restaurant, la table d'hôte et le café offrent aux étrangers, dans la même enceinte, des plaisirs sans cesse variés et leur font apprécier tout ce que les soins et la vigilance d'administrateurs habiles ont fait pour rendre ce séjour confortable et recherché.

Le gouvernement de Hombourg a un commissaire délégué près des jeux dont le règlement est affiché à l'entrée des salons.

Un nombreux domestique veille à l'exécution de tous les ordres.

Bains.

Long-temps les eaux se prenaient plus ordinairement en boisson qu'en bains; aussi ce service était-il négligé. Depuis que Hombourg a pris un si étonnant développement, et que cette partie de la cure a été généralement suivie, on n'avait pas toujours le choix de l'heure: les cabinets disséminés dans une douzaine de maisons particulières et l'important établissement lui-même de l'un des pharmaciens ne pouvaient suffire au nombre des baigneurs. Aujourd'hui, ces diverses entreprises se sont agrandies et ont apporté dans leur service de notables améliorations. Toutefois, l'administration, jalouse de répondre au moindre vœu des malades, a ordonné la création d'un grand établissement de bains près du Kursaal.

Ce bâtiment modèle est actuellement en voie de construction. Les aménagements sont disposés sur les dessins venus de Paris; des architectes renommés dans cette partie de l'art en ont tracé les plans et en surveillent l'exécution.

Théâtre. Un théâtre était devenu nécessaire. A côté des bains doit s'élever une salle de spectacle, qui sera livrée au public, dans le plus court délai. Paris en a fourni le modèle.

Chasses: L'administration a pris à ferme des chasses pour l'agrément des amateurs.

Hôtels.

La ville renferme un grand nombre d'hôtels renommés; les plus importants sont: l'hôtel des Quatre Saisons, l'hôtel de Hesse, l'hôtel de Russie, l'hôtel d'Angleterre; viennent ensuite les hôtels de second ordre: l'Aigle, la Ville de Francfort, la Rose, l'Ange d'or, l'Eléphant et la Licorne.

Les hôtels de premier ordre sont situés près du Kursaal et non loin des sources. Ils renferment tous des appartements nombreux, meublés avec luxe, disposés pour de grandes et de petites familles ainsi que pour les personnes seules. Ils ont en outre des jardins, des bains, des remises et des écuries.

Ceux de second ordre, également bien tenus, mais avec moins de luxe, sont à la portée des personnes qui veulent vivre avec économie.

La moyenne des prix par jour, pour une chambre, est d'un florin en été et d'un demi-florin en hiver.

Dans tous on trouve une table d'hôte à 1 heure, et dans plusieurs, à 4 heures ou à 5 heures. Le prix varie d'un florin à $1\frac{1}{2}$ fl., le vin compris. L'étranger conserve toute liberté et peut prendre ses repas où il lui plaît.

Maisons particulières.

Les maisons particulières contiennent aussi de grands et petits appartements, dans tous les genres, et à des prix moins élevés que dans les hôtels, des chambres meublées avec élégance et dans le goût français. La location des appartements et des chambres a lieu à la semaine et au mois.

Les familles peuvent louer, s'il leur plaît, des cottages et des maisons entières, avec cuisine et accessoires.

Généralement on parle français dans les hôtels et les maisons meublées. Des commissionnaires nombreux facilitent toutes les recherches.

Outre les tables d'hôte, il y a des restaurants où l'on sert à toute heure, des cafés et des billards. Plusieurs traiteurs portent en ville.

On trouve, dans plusieurs dépôts, des vins de tous les pays.

Magasins.

Des magasins de nouveautés, de verres de Bohême, d'agathes, de bijouterie, etc. sont ouverts dans la principale rue, et offrent au public toutes les ressources d'une grande ville.

On peut aussi se procurer toutes les nouveautés littéraires et les meilleurs ouvrages en français, anglais, allemand et italien dans le cabinet de lecture du libraire-imprimeur de la ville.

Fiacres.

Le service des voitures ne laisse rien à désirer. D'élégants Droschki stationnent à toute heure devant le Kursaal. En outre, les principaux hôtels ont chacun leur voiture qu'ils louent au jour ou au mois. On trouve aussi des chevaux de selle et des ânes.

Le prix des fiacres est fixé par un tarif de police. On paie à la course ou au quart d'heure et à l'heure. Chaque voiture porte le règlement affiché dans l'intérieur.

L'été, des chars-à-bancs, de vastes omnibus appelés Eléphants servent aux excursions lointaines et aux Pique-niques de société.

Cultes.

Hombourg renferme une église luthérienne dont le service est célébré dans la chapelle du château, une église catholique et une synagogue.

Pour le service anglican, le souverain a donné à un chapelain anglais la permission de célébrer, le dimanche, les offices dans sa chapelle même.

Le service du rite calviniste se fait en français dans les églises de Dornholzhausen et Friedrichsdorf, villages voisins.

Police.

L'office de la police est ouvert à toute heure. Les étrangers y sont bien accueillis et ne sont jamais soumis aux tracasseries et aux taxes qu'ils rencontraient autrefois dans les bains.

En général, on ne saurait trop louer la douceur du régime avec lequel sont traités les étrangers sous le gouvernement des Landgraves.

Poste aux lettres: Les lettres arrivent tous les jours de tous les pays et sont distribuées à l'instant même de leur arrivée. Plusieurs boîtes sont posées à divers endroits de la ville et principalement au Kursaal.

Monnaie: Les comptes se règlent en florins et en kreutzer. Le florin se divise en soixante kreutzer; 28 kr. font juste un franc.

La monnaie française a cours dans le pays.

Promenades et Excursions.

Un des plus grands attraits du séjour de Hombourg est l'extrême beauté de la contrée qui l'environne et la variété des sites dignes d'intérêt que l'on rencontre de tous côtés.

Les promenades les plus rapprochées sont: le jardin du Kursaal, le parc des sources et la forêt de hêtres déjà décrits. Au côté opposé, sur la pente occidentale de la ville, le parc du château offre ses ombrages aux promeneurs.

Ce parc est très-vaste; il contient une immense pièce d'eau entourée d'arbres gigantesques, des promenades bien dessinées et des accidents de terrain réunis par des pentes douces et faciles. On y admire la belle orangerie et la serre enrichie de plantes exotiques et rares.

De la terrasse du château, la vue s'étend sur le plus ravissant paysage.

En tout temps, l'entrée du parc est publique, le Land-grave voit avec plaisir les étrangers profiter de cette promenade.

A la sortie du parc, se dessine à perte de vue la grande allée de peupliers d'Italie, longue d'une lieue. Tous ces beaux arbres sont séculaires. Sur les côtés de cette allée majestueuse sont ouverts au public des jardins délicieux, pro-priété du Prince.

A droite est le jardin de la princesse Elisabeth. Ce jardin élégant était le séjour favori de la princesse; elle-même en avait tracé les dessins, et elle y avait établi une école d'horticul-ture. L'œil y rencontre une grande variété de fleurs et d'arbustes.

A gauche, le jardin du prince Gustave, aujourd'hui Land-grave, avec une charmante habitation qui sert de résidence d'été.

Un peu plus sur la gauche, apparaît le cottage ou f e r m e s u i s s e. Un jardin anglais y conduit, en cotoyant une pièce d'eau très-poissonneuse. Au milieu s'élève un joli temple grec auquel on arrive par un petit pont rustique.

Dans la journée, les dames ont adopté comme promenade favorite la visite de ce riant oasis. Assises sur des bancs commodes, elles y goûtent le plaisir de la lecture ou travaillent à des ouvrages d'aiguille sous de verds ombrages et en face d'un magnifique panorama.

A la ferme, on sert du café, des œufs frais et du laitage.

Plus loin et au centre de l'allée des peupliers, on rencontre la maison appelée A l l e e h a u s. C'est un vaste café-restaurant renommé par ses bals champêtres, pendant l'été, et par ses réunions de tireurs à la carabine. Il contient aussi un tir au pigeon et au pistolet.

A l'extrémité de l'allée des peupliers, commence la g r a n d e f o r è t d e s a p i n s qui s'étend sur la montagne dont elle couronne les hauteurs. A l'entrée du bois, on voit la jolie m a i s o n d e c h a s s e dans le style gothique environnée de riches plantations; non loin de là sont le j a r d i n b o t a n i q u e, la p é p i n i è r e et l'é t a n g a u x t r u i t e s.

C'est alors seulement qu'on arrive à la forèt proprement dite. De nombreux sentiers, plusieurs routes ouvertes aux voitures la traversent en tous sens et conduisent à des sites divers, d'où l'œil découvre de tous côtés de gracieuses échappées.

Les points les plus intéressants de la forèt sont les deux p a r c s r é s e r v é s, dans l'un desquels on nourrit et on élève les daims destinés aux chasses; la r o c h e d'E l i s a b e t h, le chène de Luther planté en 1817 en mémoire de la réformation, le monument funéraire du prince Léopold de Hesse-Hombourg tué en 1813 à la bataille de Lutzen, et plus loin la mine d'or. De toutes les hauteurs, on apperçoit Francfort et les contrées environnantes.

Après être arrivé à la limite de la forêt, on complètera l'exploration de ces régions montagneuses par l'ascension du Feldberg. Un chemin facile et bien tracé mène à travers des bouquets de bois jusqu'au sommet de cette montagne, qui est le point le plus élevé de toute la chaîne du Taunus, et atteint jusqu'à 900 mètres. On ne peut se faire une idée du beau spectacle dont on jouit à la hauteur du plateau ; toute la vallée du Rhin se déploie aux regards ; les Vosges surgissent dans le lointain, et d'un autre côté, apparaissent les cîmes plus éloignées des monts de la Vétéravie et de la Thuringe. Sur les flancs de la montagne se déroule un paysage agreste et romantique qui rappelle tout-à-fait les vallées des Alpes et mérite bien le nom de Suisse du Taunus. De charmants villages adossés aux collines, des ruines antiques, de jolis ruisseaux serpentant à travers les sapins, des masses de granit couvertes de verdure, tel est le tableau dont on ne peut donner ici qu'une faible image.

La distance du Feldberg à Hombourg est tout au plus de 12 kilomètres ; c'est un trajet trop court pour ne pas le tenter. Une joyeuse coutume conservée dans le pays doit être mentionnée : chaque année, le 24 juin, une foule considérable, composée des députations de toutes les villes adjacentes, se rassemble à minuit sur la cîme du Feldberg, pour y attendre le lever du soleil.

La journée qui suit est consacrée aux festins, aux chants et aux danses.

Tout à côté du Feldberg, on peut visiter le sommet de l'Altkönig et les roches altières de Hoppern.

En descendant une vallée ravissante sur une route accidentée et bordée d'une lisière de forêts, on arrive à Königstein renommé par sa belle position, au centre d'une contrée parée de tous les dons de la nature. L'antique forteresse que les Français ont fait sauter en 1796 est assise sur une éminence qui domine la ville. Rien n'est imposant comme l'aspect de ses ruines.

Königstein attire une foule de promeneurs par la beauté de son site, et le paysage qu'offrent ses hauteurs. Ses hôtels sont renommés pour la truite et les écrevisses.

On traverse ordinairement Königstein en allant visiter Kronthal qui a des eaux minérales, le château de Kronberg et Soden, joli petit village connu par ses sources muriatiques.

Hombourg offre encore dans les parties non montagneuses une multitude d'endroits à visiter. Ici c'est Ober-Ursel avec sa vieille église et ses moulins à eau, là Stedten avec sa papeterie, plus loin Kirdorf, et la ferme de Dillingen.

A une demi-lieue de la ville, les français iront avec plaisir fouiller dans les archives de Friedrichsdorf, colonie française que la révocation de l'édit de Nantes a chassée de la mère-patrie. Il sera agréablement surpris d'entendre, au cœur de l'Allemagne, sa langue parlée purement par les enfants et les personnes des classes inférieures. Il retrouvera avec plaisir des noms français sur les inscriptions des maisons, et partout des marques frappantes de la nationalité française qui s'y est maintenue pendant tant d'années et à travers tant de révolutions.

Friedrichsdorf possède deux maisons d'éducation, l'une pour les garçons, l'autre pour les filles. On y envoie des parties très-éloignées de l'Allemagne des enfants, pour y apprendre le français.

Friedrichsdorf et Dornholzhausen, autre village français, ont contribué, dans ces derniers temps à la fortune de Hombourg, en lui fournissant des domestiques parlant avec facilité les deux langues.

Plus loin, on visitera Nauheim et ses salines thermales qui approvisionnent nos bains de Mutterlauge. Pour y arriver on traverse la jolie ville de Friedberg, ancienne cité impériale, remarquable par le vieux château et le bain des juifs. L'église principale est un édifice imposant du XIIIe siècle qui réunit l'élégance à la simplicité. Au delà des montagnes, on peut se rendre, par une voiture de la poste, jusqu'à Usingen, gracieux et paisible séjour, qui fut autrefois la résidence des ducs de Nassau, et qui n'a conservé de son ancienne splendeur qu'un château embelli par de vastes jardins.

Il sera encore facile aux baigneurs de tenter quelques pérégrinations plus lontaines par suite de la rapidité des communications qu'offrent, dans cette heureuse partie de l'Allemagne, les chemins de fer et les bateaux à vapeur. Chacun de ces voyages peut s'accomplir en une seule journée.

Francfort aura toujours le premier hommage des étrangers qui viennent à Hombourg, à raison de son importance et de sa proximité. C'est là le quartier général des touristes qui visitent l'Allemagne; de Francfort on choisit les divers points que l'on veut parcourir. Il est superflu de rappeler tous les titres d'une ville où l'on sacrait autrefois les Empereurs et qui est encore aujourd'hui la capitale des affaires par le commerce et par l'opulence de ses banquiers.

Mayence est relié à Francfort par un chemin de fer. Cette grande ville, au bord du Rhin, patrie de Gutenberg, se recommande par sa forteresse célèbre, sa vieille cathédrale, son théâtre et ses hôtels. Elle offre encore pour attraits le concert militaire qui a lieu dans l'été, le vendredi de chaque semaine à la Rheinlust.

En quelques minutes, la vapeur mène à **Wiesbaden**, capitale du duché de Nassau; on trouve encore là une ville charmante, des eaux minérales et des plaisirs, et plus loin **Biebrich**, résidence d'été du Prince, avec le château qui étale au bord du fleuve sa façade et son beau parc.

Le chemin de fer de Francfort à Strasbourg permet de parcourir ses stations diverses: d'abord Darmstadt, capitale du grand duché de Hesse, cité de luxe et d'arts, riche en monuments et en musées; puis **Heidelberg**, siège d'une université, ville célèbre par sa situation pittoresque au bord du Neckar, et par la beauté des ruines de son château; ensuite **Carlsruhe**, capitale du grand duché de Bade qui ne cède rien à ses rivales pour l'élégance de ses édifices et enfin la coquette et joyeuse Mannheim, qui retentit incessamment du bruit des concerts et des fêtes.

Près de Francfort, **Offenbach** présente sa physionomie de ville industrieuse, ses villas qui bordent le Mein et sa large ceinture de forêts. Un peu plus loin, Hanau rappelle la bataille livrée en 1813 par Napoléon, et réunit le charme des sites à la puissance des souvenirs.

Voies de Communication.

Hombourg est en communication directe avec Francfort sur le Mein, qui lui-même est l'aboutissant de toutes les routes principales de l'Allemagne et le centre d'un grand nombre de chemins de fer.

Ces communications sont nombreuses: en hiver, il y a 5 départs de malles-postes et 7 en été de Francfort pour Hombourg et retour. Plusieurs omnibus partent toutes les heures de l'un et de l'autre point; des extra-postes et des voitures à volonté transportent les voyageurs en une heure et $\frac{1}{4}$.

On se rend de Paris à Hombourg par trois routes différentes:

I⁺ᵉ route, par chemin de fer et bateaux à vapeur en 36 heures.

12 h. „ de Paris à Bruxelles, par chemin de fer.

8 h. $\frac{3}{4}$ de Bruxelles à Cologne, par chemin de fer.

1 h. „ de Cologne à Bonn, par chemin de fer.

12 h. „ de Bonn à Mayence, par bateau à vapeur.

1 h. „ de Mayence à Francfort-sur-le-Mein, par chemin de fer.

1 h. $\frac{1}{4}$ de Francfort-sur-le-Mein à Hombourg, par omnibus.

36 heures de Paris à Hombourg.

IIᵉ route, Metz, Mayence et Francfort en 42 heures $\frac{1}{4}$.

40 h. „ de Paris à Mayence par malle-poste.

1 h. „ de Mayence à Francfort-sur-le-Mein, par chemin de fer·

1 h. $\frac{1}{4}$ de Francfort à Hombourg, par omnibus.

42 h. $\frac{1}{4}$ de Paris à Hombourg.

IIIᵉ route, par Strasbourg et Francfort en 45 heures $\frac{1}{4}$.

36 h. „ de Paris à Strasbourg, par la malle-poste.

8 h. „ de Strasbourg à Francfort-sur-le-Mein, chemin de fer.

1 h. $\frac{1}{4}$ de Francfort à Hombourg, par omnibus.

45 h. $\frac{1}{4}$ de Paris à Hombourg.

ERRATA.

<table>
<tr><td>Page 12</td><td>Ligne 12</td><td rowspan="3">les quels, lisez : lesquels</td></tr>
<tr><td>„ 23</td><td>„ 10</td></tr>
<tr><td>„ 39</td><td>„ 16</td></tr>
<tr><td>„ 22</td><td>„ 22</td><td rowspan="2">aux quels „ auxquels</td></tr>
<tr><td>„ 42</td><td>„ 19</td></tr>
<tr><td>„ 32</td><td>„ 8</td><td>au quel „ auquel</td></tr>
<tr><td>„ 45</td><td>„ 14</td><td rowspan="2">la quelle „ laquelle</td></tr>
<tr><td>„ 55</td><td>„ 20</td></tr>
<tr><td>„ 15</td><td>„ 10</td><td>aigues „ aiguës</td></tr>
<tr><td>„ 17</td><td>„ 13</td><td>tragaedia „ tragoedia</td></tr>
<tr><td>„ 18</td><td>„ 30</td><td>convaincus „ convaincu</td></tr>
<tr><td>„ 20</td><td>„ 15</td><td>s'appuyent s'appuient</td></tr>
<tr><td>„ 21</td><td>„ 9</td><td>Par tout „ Partout</td></tr>
<tr><td>„ 23</td><td>„ 15</td><td>reporter „ rapporter</td></tr>
<tr><td>„ 35</td><td>„ 27</td><td>fait „ fasse</td></tr>
<tr><td>„ 57</td><td>„ 5</td><td>des „ de</td></tr>
<tr><td>„ 77</td><td>„ 7</td><td>peut être „ peut-être</td></tr>
<tr><td>„ 89</td><td>„ 15</td><td>appetit „ appétit</td></tr>
<tr><td>„ 95</td><td>„ 13</td><td>platebandes „ plates-bandes.</td></tr>
</table>

TABLE DES MATIÈRES.

www.ingramcontent.com/pod-product-compliance
Lightning Source LLC
Chambersburg PA
CBHW071209130726
47998CB00002B/686